新安医学特色系列教材

徽文化概论

（供中医学类、中西医结合类专业用）

编 著 杨立红

中国健康传媒集团
中国医药科技出版社

内 容 提 要

本教材是"新安医学特色系列教材"之一。本教材从总体上对新安医学及其文化基础进行介绍。本教材共分六章，主要从历史文化学的视角，采用专题形式，以通畅易晓的语言简要阐述徽州与徽州文化、徽商、徽州教育、徽派建筑、徽州艺术（新安画派、徽派版画、徽派篆刻）及徽州民俗等，从不同侧面彰显徽州文化的深厚底蕴与鲜明的地域特色。

本教材主要供高等院校中医学类专业师生使用。

图书在版编目（CIP）数据

徽文化概论 / 杨立红编著 . -- 北京：中国医药科技出版社，2024.7. --（新安医学特色系列教材）.

ISBN 978-7-5214-4751-4

Ⅰ. K295.42

中国国家版本馆 CIP 数据核字第 2024VB0875 号

美术编辑　陈君杞

版式设计　友全图文

出版　**中国健康传媒集团** | 中国医药科技出版社

地址　北京市海淀区文慧园北路甲 22 号

邮编　100082

电话　发行：010-62227427　邮购：010-62236938

网址　www.cmstp.com

规格　787 × 1092mm $\frac{1}{16}$

印张　5 $\frac{1}{2}$

字数　121 千字

版次　2024 年 7 月第 1 版

印次　2024 年 7 月第 1 次印刷

印刷　北京京华铭诚工贸有限公司

经销　全国各地新华书店

书号　ISBN 978-7-5214-4751-4

定价　**39.00 元**

获取新书信息、投稿、为图书纠错，请扫码联系我们。

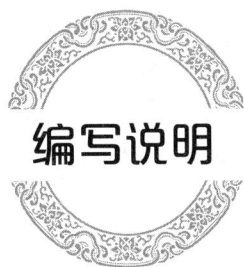

编写说明

新安医学是中国传统医学中文化底蕴深厚、流派色彩明显、学术成就突出、历史影响深远的重要研究领域，是徽学的重要组成部分。作为"程朱阙里""理学故乡""儒教圣地"的徽州是一片盛产"文明"的土地，新安医学正是这一文化土壤的不朽产物，在中国医学史上写下了灿烂的篇章，对中医学的发展作出了巨大贡献。

新安医学以历史悠久、医家众多、医著宏富而著称于世。据考证，自宋迄清，见于资料记载的新安医家达800余人，其中在医学史有影响的医家达600多人，明清两代更是新安医学鼎盛时期，故有中医人才"硅谷"之称。

医著方面，据《新安医籍考》所载新安医家共编撰中医药学术著作800余部。如南宋张杲《医说》，是我国现存最早的医史传记类著作；明代吴崑《医方考》是我国第一部注释方剂的专著；江瓘《名医类案》是我国第一部研究和总结历代医案的专著；方有执《伤寒论条辨》开错简流派之先河；清代郑梅涧《重楼玉钥》是我国第一部喉科专著。在近代中医所推崇的"全国十大医学全书"之中，出自新安医家的就有明代徐春甫《古今医统大全》、清代吴谦《医宗金鉴》和程杏轩《医述》3部。此外，明代孙一奎《赤水玄珠》，陈嘉谟《本草蒙筌》，清代汪昂《汤头歌诀》《本草备要》，程国彭《医学心悟》，吴澄《不居集》以及迁徙苏州的叶天士《临证指南医案》，都是临证习医者的必备参考书，被中医高等院校编入教材。

新安医家在医学理论、临床医学和药物学等方面皆多有建树，一些学说已成为当代中医理论的重要组成部分。如明代汪机融李东垣、朱丹溪之学而发明"营卫一气"说，提出了"调补气血，固本培元"的思想，开新安温补培元之先河，并最先提出"新感温病""阴暑"说，在外科上主张"以消为贵，以托为畏"。孙一奎临证体验到生命"活力"的重要性，用"太极"对命门学说进行阐发，创"动气命门"说，揭开了命门学说指导临床的新篇章。方有执大胆将《伤寒论》整移编次，创"错简重订"说，开《伤寒论》错简派之先河，揭开伤寒学派内部争鸣的序幕。吴澄专门研究虚损病证，创"外损致虚"说，与叶天士"养胃阴说"相得益彰；余国珮创万病之源、"燥湿为本"说，皆当时"医家病家从来未见未闻"之学术见解。郑梅涧创论治白喉"养阴清肺"说；程国彭《医学心悟》总结"八字辨证"说，创立"医门八法"说；汪昂《本草备要》《汤头歌诀》创"暑必夹湿"说，是对王纶治暑之法"宜清心利小便"的重要发挥，为叶天士以后的暑病治疗建立了基本原则。

新安医学临床各科更是名医辈出。数十家世代相传的"家族链"享誉各方，成为中医学术继承的典范。在数百种现存的临床专著中所提出的精辟见解、理论和方法，均代表了明清时代的前沿水平。新安医家的临床经验集中反映在数十部医案专著中，数百种疾病诊治的真实记录成为不可多得的珍贵财富。新安医家的学术思想通过丰富、生动的医论医话得以展示和传播。新安医家创造性地提出方剂分类理论，创制众多历验不爽的新方至今仍在临床广为应用，而对中药精辟阐发的本草著作传播极为广泛。

新安医学众多医家各抒己见，兼收并蓄，形成了众多的学派，主要有明代汪机开创的"温补培元"派，方有执为代表的《伤寒论》的"错简重订"派，清代郑梅涧为代表的"养阴清润"派，叶天士为代表的"时方轻灵"派，汪昂为代表从事医学科学普及的"医学启蒙"派，以及经典注释家中的"改革创新派"等。一些学术派别已成为当代中医各家学说的重要一支，是中医学宝库中不可分割的重要组成部分。

为了更好地传承创新发展新安医学，我们组织编写"新安医学特色系列教材"，力求做到短小精练，易教易学。"新安医学特色系列教材"涉及新安医家学术、医案、医话、医论、方药、针灸以及内、外、妇、儿、五官各科，是在原始文献基础上的一次关于新安医学学术特色和临床成就的集中总结和提炼。《新安医学导论》《徽文化概论》从总体上对新安医学及其文化基础进行介绍。《新安医学学术思想》对新安医家群体的学术思想进行提炼，理论联系实际，阐发学术特点，突出临床应用。《新安医学医案精选》纲目明细，突出新安医家的独特治验和用药风格，使新安医家临床经验更易于师法。《新安医学医论医话精选》对一些医论医话进行精选，介绍一批优秀的新安医家原创经典之论。《新安医学方药精选》介绍新安医家在方剂和药物学方面显著成就，突出介绍原创方剂。《新安医学内科精选》详细介绍了新安医家对内科疾病的病因、病机、诊断、治疗等方面的经验。《新安医学外科精选》集中展现了新安医家在外科和骨伤科领域的临床成就。《新安医学妇科精选》系统整理了新安医家的妇科临证经验。《新安医学儿科精选》对新安医家儿科成就进行了精辟的介绍；《新安医学五官科精选》介绍了新安医学五官科临床创新的独到特色。新安针灸医家的学术特点和成就在《新安医家针灸学说》中得到系统的介绍。而《新安医学概论》（上、下）则是适合于普通班教学的浓缩本。"新安医学特色系列教材"的编写，对培养真正的具有新安医学特色的高素质中医人才，将具有重大意义。

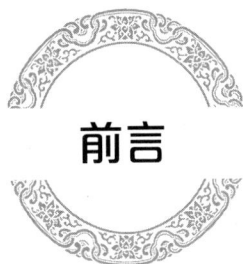

前言

《徽文化概论》是"新安医学特色系列教材"之一，源于"教育部特色专业"——中医学专业新安医学特色教育和"新安医学教学改革试点班"的校内自编教材，是"特色专业"教学内容、教学方法改革的重要组成部分。

徽州文化，底蕴深厚，内容广博，在许多方面都自成一体，别具一格，如徽州宗族、徽商、新安理学、徽派朴学、新安医学、徽派建筑、新安画派、徽派版画、徽派篆刻、徽州刻书、徽州民俗、徽剧、徽菜、徽派盆景等。受教学时间及教材篇幅限制，本教材主要从历史文化学的视角，采用专题形式，以通俗易懂的语言简要介绍了徽州与徽州文化、徽商、徽州教育、徽派建筑、徽州艺术（新安画派、徽派版画、徽派篆刻）及徽州民俗。这些既是徽州文化的精华，也在中国文化史上，有的甚至在世界文化史上都占有重要地位，产生过重要影响。

本教材共分六章，每一章既是一个独立的单元，同时各章的知识点之间又有着一定的关联，是一个有机统一的知识体系。为更好地展现徽州文化的体系和精神，本教材立足史料，在对史料进行客观分析的基础上，尽可能地充分吸收借鉴前贤的研究成果，并作了新的提炼和认识，以增加学术和知识含量。

本教材在撰写过程中参考了学界同仁的研究成果，限于体例，不能一一标注，在此表示由衷的感谢。编写《徽文化概论》教材是教学改革中的一次创新性尝试，囿于编者水平及经验的限制，书中不足之处在所难免，恳请广大读者多提宝贵意见，以便再版时修改完善。

编　者

2024年4月

目 录

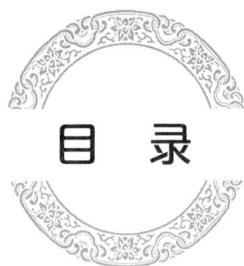

总论

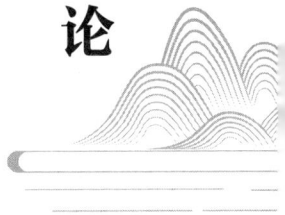

"一生痴绝处,无梦到徽州"。徽州,中华大地一个名播中外的文化地理概念,一个独立而卓然的民俗单元,包括安徽的绩溪、歙县、休宁、黟县、祁门和现已划归江西的婺源。在这块面积仅一万三千平方千米的土地上,古代中原文化与当地幽闭的自然环境和社会经济生活融为一体,形成了博大精深、独树一帜的徽州文化。

徽州文化或称徽文化,是历史上徽州人在长期社会实践中在徽州本土及本土以外创造的既有区域性又有普遍性的物质文化、制度文化及精神文化的整合。徽州文化,底蕴深厚,内容广博,在许多方面都自成一体,别具一格,如徽州宗族、徽州商帮、新安理学、徽派朴学、新安医学、徽派建筑、新安画派、徽派版画、徽派篆刻、徽州刻书、徽州民俗、徽剧、徽菜、徽派盆景等。徽州文化不仅是特色卓著的地域文化,而且以其独有的品格和魅力,成为中国古代文化尤其是明清时期文化的缩影、标本和象征,具有极高的文化价值和审美价值。近年,徽州文化研究已崛起为与敦煌学、藏学三足鼎立的新兴学科,并以其独特的魅力吸引着愈来愈多的海内外关注与探研。

受篇幅限制,本教材在充分吸收借鉴前贤研究成果的基础上,从历史文化学的视角,分六个专题,简要介绍了古徽州的建置及自然地理环境;徽文化的概况;徽商的形成与发展、经营领域与影响、徽商特色及徽商精神;徽州传统教育发达的原因、徽州教育机构及徽州科举;徽派建筑的历史成因、布局特点与结构以及徽州"三雕"的表现形式与风格;新安画派、徽派版画、徽派篆刻的发展历程、艺术风格及其地位与影响;以及古徽州在饮食、居住以及家庭与宗族等方面的社会习俗。

新安医学作为中国传统医学的重要组成部分,流派色彩明显、学术成就突出、历史影响深远,在其理论体系的形成、发展与完善过程中,深受中国传统文化尤其是徽州独特的地域文化影响。作为安徽省中医院校的医学生,有责任和义务将新安医学发扬光大,而要想真正把握其内涵与精髓,必须对其产生的沃土——徽州文化有一个深入的了解。因此,学习徽州文化,对于中医学类专业,尤其是新安医学专业的学生来讲十分必要和重要。我们希冀通过对徽州文化几个重要方面的梳理,引领学生更好地把握徽州文化的体系和精神,深化对新安医学的理解与认同,坚定中医信念,在潜移默化中提高人文素养、牢固专业知识。

对于徽州文化的探讨和研究,并非一件易事,这需要多方面知识的积累和艰苦的付出。我们将继续以徽州人坚韧不拔的意志和开拓创新的精神在这片知识的百草园里不懈地耕耘。

第一章　徽州与徽州文化

徽州文化是历史上的徽州（前称新安郡）人民在长期的社会实践中创造的物质财富和精神财富的总和，无论在器物文化层面、制度文化层面，还是在精神文化层面，都有深厚的底蕴和杰出的创造，不愧是中华民族优秀传统文化百花园中的一朵奇葩。

第一节　徽州建置与自然地理环境

一、徽州建置沿革

徽州，地处安徽省南部，古称新安，作为一个文化地理概念，历史十分悠久。

早在新石器时代，这里就有人类活动的足迹。殷商时期，这里居住着一支名为山越的先民。春秋战国时期，徽州先后隶属于吴、越、楚。秦始皇统一六国后，实行郡县制，设置黟、歙二县，属会稽郡，楚汉之际属鄣郡。汉承秦制，在郡县制的基础上，分封诸侯国，郡国并置。西汉前期，黟、歙二县先后属荆、吴、江都、丹阳、广陵诸王国。汉宣帝五凤四年（公元前54年），广陵国废，黟、歙二县改隶丹阳郡。汉成帝鸿嘉二年（公元前19年），黟县属广德国，歙县属丹阳郡。东汉建安十三年（208），孙吴划六县（始新、新定、黎阳、休阳、黟、歙）建新都郡。晋武帝太康元年（280），改新都郡为新安郡，辖黟、歙、海宁、黎阳、遂安、始新六县。此后，历经东晋及南朝，郡名未变，属县时有变动。隋文帝开皇九年（589），废新安郡置歙州，辖海宁、黟、歙三县。其后，时而改歙州为新安郡，辖县亦时有变动。唐大历四年（769），并归德入休宁，州辖黟、歙、祁门、休宁、婺源、绩溪六县。宋徽宗宣和三年（1121），改歙州为徽州，辖歙县、休宁、婺源、祁门、黟县和绩溪六县，州治歙县，形成徽州一府六县的格局。此后，历元、明、清三代，直至民国元年（1912）废府留县，徽州的行政格局一直处于相对稳定状态。

关于徽州名称的起源，据弘历《徽州府志》记载：一则因其境内绩溪有徽岭、徽水而名；二则"取绩溪之大徽村之名"；三则宋徽宗取"徽者，美善也"之意，称这一地区可以享受太平安宁，炫耀对此地的失而复得。清康熙六年（1667）新建安徽省时，截取了当时巡抚衙门所在政治中心地安庆和经济文化中心地徽州的首字而定名。可见，历史上徽州的经济与文化影响之巨大。

1987年11月，国务院批准改徽州地区为黄山市；1988年7月，地级黄山市正式成立，辖三区（屯溪区、徽州区、黄山区）四县（歙县、休宁、黟县、祁门县）和黄山风景区，总面积9807平方千米，总人口147万。现在，作为行政区划意义上的徽州已不存在了，但作为一个文化概念，它不仅包含着历史上的六府一县，而且还应该包含徽州文化产生过较大影响的地方。

二、徽州自然地理环境

徽州，古称新安，下辖歙县、黟县、休宁、祁门、绩溪、婺源六县，地处皖、浙、赣三省交界的皖南山区，位于江南吴越文化区的闽浙山地和楚文化区的江湖山地之结合部，世称"吴头楚尾"，是"吴楚分源"之地。

徽州崇山峻岭环峙，分布四境的高山，有64％平均海拔1332米，另有36％的高山海拔1131米以上。境内腹地丘陵广连、河谷纵横，谷地及盆地被穿割围合成若干大小不一、山环水绕的自然群落，成为各县的境域。清代学者许承尧在《歙事闲谭》中称："徽之为郡，在山岭川谷崎岖之中，东有大鄣山之固，西有浙岭之塞，南有江滩之险，北有黄山之厄。即山为城，因溪为隍。百城襟带，三面距江。地势斗绝，山川雄深。"由此可见徽州地理环境的险峻。徽州最大的盆地是被称之为"屯溪盆地"的区域，包括休宁、歙县、绩溪各一部分，面积100余平方千米。

"欲识金银气，须从黄白游。一生痴绝处，无梦到徽州。"这是大家所熟悉的明代大戏剧家汤显祖的新安诗。诗中的"黄"，指黄山，而"白"，指白岳，俗称齐云山。黄山、白岳，也是古徽州钟灵毓秀自然环境的杰出代表。

黄山，峰岩苍黛，古称黟山，相传轩辕黄帝曾在这里采药炼丹，为纪念轩辕黄帝，信奉道教的唐玄宗于天宝六年（747），改黟山为黄山。黄山雄踞于皖南，横亘在歙县、黄山区、黟县、休宁之间，方圆1200平方千米，其中154平方千米的黄山风景区为号称"五百里黄山"的精华。《太平县志》记载，黄山群峰，"莫可数计"。这里千峰竞秀，著名的有36大峰，36小峰。其中，莲花峰、天都峰、光明顶为黄山三大主峰，海拔均在1800米以上。黄山属花岗岩质峰林地貌，发育充分，瑰丽多姿。黄山自然风光以奇松、怪石、云海、温泉、冬雪、佛光六绝著称于世。黄山无处不景，无景不奇，云来时，波涛滚滚，弥漫无际，群峰忽隐忽现，幻若仙境，令人叹为观止。

黄山不仅以奇峻清秀的原生态自然风光享誉世界，而且还有丰富的历史文化蕴含。中国古代儒、道文化都在黄山留下了诸多遗迹遗存，遍布黄山的石刻题字、寺庙亭阁、古桥古墓即是历史见证。此外，历代名人登临黄山后，留下了大量咏叹黄山的诗文。如唐朝诗人李白，在游览这片壮丽山川之后，写下了"黄山四千仞，三十二莲峰。丹崖夹石柱，菡萏金芙蓉"的诗句，把黄山描绘得像金色莲花般的美妙。明代著名地理学家徐霞客，在游览了三山五岳之后两次登临黄山。在其于金秋九月第二次畅游黄山时，在天都峰顶，饱览了"诸峰时出为碧峤，时没为银海"的云海奇观，在莲花峰巅，游赏了"四面岩壁环耸，遇朝阳霁色，鲜映层发，令人狂叫欲舞"的美景仙景，情不自禁地赞叹道："薄海内无如徽之黄山，登黄山而后天下无山，观止矣！"20世纪30年代，黄山建设委员会负责人许世英先生将徐霞客的意思阐述得更加明确，即"五岳归来不看山，黄山归来不看岳"。

在徽州境内和黄山遥相对应的齐云山，位于休宁县城西15千米处，古称白岳，因"一石插天，直入云端，与碧云齐"而得名。齐云山东起白岳峰，西至万寿山，方圆100平方千米，境内有36奇峰、72怪岩，尤以齐云岩、白岳岭、独耸岩等著称于世。唐代元和以来，正一派道教在此传教布道，道教活动日渐兴旺，宫观道院多达108座，成为江南道教文化中心，与湖北武当山、江西龙虎山、四川鹤鸣山，并称为中国四大道教名山，旧称"江南小武当"。齐云山历史文化遗存十分丰富，李白、海瑞、朱熹、徐霞客、唐寅、李时珍、王阳明等都曾来此游览，留下3000余处题刻、摩崖石刻，现存570余处，多则千字，少则一字，楷、行、草、隶、篆各体俱全。以"丹霞地貌、摩崖石刻和道教特色"著称的齐云山，被乾隆皇帝赞誉为"天下无双胜境，江南第一名山"。

徽州的水，也和徽州的山一样，有高屋建瓴之势，正如清代诗人黄仲则所描绘的"一滩复一滩，一滩高十丈。三百六十滩，新安在天上。"徽州水系发达，以黄山山脉为界，南坡有向东南流入钱塘江流域的新安江水系，向西南流入鄱阳湖的阊江水系、乐安江水系；北坡有流入长江的水阳江、青弋江、秋浦河水系。新安江是安徽省境内仅次于长江、淮河的第三大河，为徽州人民的母亲河。新安江为钱塘江上游，其源头分为两大支流，南支称率水，为新安江正源，发源于五龙山脉的六股尖；北支叫横江，源于黟县五溪山主峰白顶山。两支在屯溪市黎阳汇合后，至歙县浦口一段，称渐江，今亦统称新安江。唐代诗人权德舆诗云："深潭与浅潭，万转出新安。"新安江干流经休宁县、歙县，至街口附近，便直奔浙江省而去。因此，在万山环绕中奔流而出的新安江，也就成了通往江浙地区的黄金水道。

古徽州群山环绕，崇山峻岭，山高水急，道路险阻，由于环境较为封闭，与外界联系相对困难，这里因此也成为中原人士南下躲避战乱的理想之地。但是，徽州的水是开放流动的，借助新安江、阊江、秋浦河、青弋江等奔腾而出的河流，徽州人走出大山，直接通往江西、浙江等地，然后经过长江、古运河通往全国各地。在徽州至今还有许多水路码头，如歙县的渔梁、深渡，休宁的溪口、万安，祁门的渚口、历口，黟县的渔亭，绩溪的临溪等，即是古徽州繁华历史的见证。

徽州位于地球北纬30°圈，为亚热带季风气候，气温适宜，雨量充沛，春、夏、秋、冬四季分明，是全国林茶、水果、药材和桑蚕的重要产地之一，土特产品极为丰富。茶叶是徽州最重要的种植业，徽州六县均种植茶叶。祁红、屯绿、黄山毛峰、太平猴魁、顶谷大方驰名中外。其中，祁门县茶叶种植历史长达1100余年，唐代已成为著名的产茶区。徽州山高林密，林木资源十分丰富，林业也是徽州经济的重要组成部分。黄山山脉以南主要是次生常绿、落叶阔叶混交林与沟谷常绿林，以北主要是常绿、落叶阔叶混交林及针、阔混交林，种类多样，其中尤以杉树、松树、毛竹为重。良好的山林环境孕育了丰富的中药材资源，据《安徽省志·医药志》记载，常用的有贡菊花、葛根、玉竹、南山楂、覆盆子、防己、土茯苓、乌药、生晒术、山茱萸、枇杷叶、金银花、辛夷花、绿梅花、桔梗、丹参、祁术、乌梅、何首乌、杜仲、厚朴、松萝、石耳、灵芝、鹿茸、豹骨、熊胆、蕲蛇、穿山甲、滑石、琥珀、紫石英等动植物与矿物药材。此外，徽州地区还盛产水果与山珍，其中，枇杷、雪梨、柑橘、蜜枣等贡品远近闻名；香菇、木耳、蕨菜、竹笋等山珍是全国八大菜系之一徽菜的上好食材来源。

"七山一水一分田，一分道路和庄园"，正是这种独特的自然地理环境和极为丰富的资源，孕育了淳朴、厚重且独树一帜的徽州文化。

第二节 徽州文化概况

徽州文化是极具地方特色的区域文化，其内容广博、深邃，在全国领取风骚800年之久。对于徽州文化的研究最早可追溯至宋元时期。南宋徽州人罗愿撰写的《新安志》，堪称早期徽州文化研究之作。20世纪80年代以后，大量徽州文书的发现以及国内外众多学者的持续关注与孜孜以求，使徽州文化研究勃然而兴，逐渐形成了一门相对独立的地方学——"徽学"，与"敦煌学""藏学"竞相辉映，成为具有世界影响的中国三大地域文化之一。

一、徽州文化的内涵

在学术界，经常会看到"徽文化"与"徽州文化"这样一组概念。本教材所说的"徽文化"即"徽州文化"，是徽州文化的简称与确指。何谓"徽州文化"？其研究的时间范畴与空间范畴如何界定？对此，学术界众说纷纭，尚未形成各方一致认同的概念。

有学者认为，徽州文化是广义的文化概念，或者说是大文化概念，它包括中国封建社会后期，特别是封建社会衰落时期徽州的物质文明史、制度文明史和精神文明史。

也有学者认为，徽州文化即是指发生与存在于历史上徽州的以及由此发生辐射、影响于外的典型封建文化。

还有学者认为，徽州文化是指在原徽州（府）下属六县（歙县、黟县、休宁、祁门、绩溪、婺源）所出现的既有普遍性又有典型性并且具有一定学术含量的各种文化现象的整合。它植根于本土，伸展于各地，即是由"小徽州"和"大徽州"文化融合形成的内容丰富、品位较高的一座文化宝藏。

综合学术前贤的研究成果，我们认为徽州文化是指历史上徽州人在长期的社会实践中在徽州本土及本土以外创造的既有区域性又有普遍性的物质文化、制度文化及精神文化的整合。

如此界定徽州文化，实际上是将徽州历史文化作为一个独立的、多元的整体，主要包含以下四个要素：主体要素为徽州人，包括生活在徽州本土及侨居外地的徽州人；时间要素为历史上，涵盖徽州文化形成发展的整个历程；空间因素为徽州本土及本土以外，包括小徽州与大徽州；内容要素为既有区域性又有普遍性的物质文化、制度文化及精神文化的整合。

徽州文化的内涵十分丰富，在各个领域、各个层面都形成了自己独特的流派和风格，主要内容有：徽商、徽州宗族、徽州教育、新安理学、徽州朴学、新安医学、徽派建筑、徽州村落、徽州土地制度、徽州文书、徽州文献、徽州科技、新安画派、徽派篆刻、徽派版画、徽菜、徽州戏曲、徽州民俗、徽州方言、徽州文学、徽派雕刻、徽派盆景、徽州漆器、徽州文房四宝、徽州宗教、徽州地理等，涉及经济、社会、教育、学术、医学、建筑、艺术、文学、工艺、宗教、地理等诸多学科门类，概言之，凡是与徽州社会历史发展有关的内容，均属徽州文化范畴。因教材篇幅及教学时间的限制，无法一一叙述，只能以专题形式择其要而论。

二、徽州文化的形成与发展

据考古发现，早在四五千年之前，徽州就有人类生息与文化活动。随着西晋的"永嘉之乱"，唐朝的"安史之乱"和北宋末年的"靖康之乱"，中原衣冠士族大规模迁入徽州，在长期的融合与同化过程中，作为"主支"的山越文化与作为"侨支"的中原汉族文化融为一体，凭借着徽州独特的自然地理环境，逐渐形成了具有典型地域特色的徽州文化。作为历史的徽州文化，大致可分为以下四个历史演变阶段。

第一阶段：从四五千年前的远古到春秋战国时期，为早期江南越文化阶段。从目前掌握的材料以及众多徽州新石器时代遗址如新洲遗址、下冯塘遗址、桐子山遗址出土的大量陶片，特别是屯溪挖掘出的七座跨越西周到春秋的墓葬出土文物看，其时的徽州文化与江南一带的越地区文化同体，且其文化发展水平同步。如从徽州出土的几何印纹陶推断，居住在这里的先民所属部属应为古越族，此外，这些陶片上的刻划文字与符号，在江南地区其他遗址出土的文物中也有发现。以上表明这一时期徽州土地上文化尚未呈现出从母体越文化分离出来的特征，故称其为早期江南越文化阶段。

第二阶段：从战国中后期到三国时期，为山越文化阶段。秦时设置黝、歙二县，标志着徽州文化作为相对独立的区域文化单元成立。秦始皇平定百越后，因害怕越民剽悍难治，采取移民政策。他们难以承受秦王朝苛重的赋税、徭役，纷纷逃至奇险多峻的徽州，入山为民，形成山越，构成一支相对独立的与政权相抗拒的群体力量。山越民族"依山阻险，不纳王租""椎髻鸟语""志勇好斗""刀耕火种""取给山林"，具有很深的半原始社会丛林经济与文化痕迹。这一时期的徽州经济文化虽然明显落后于中原经济文化发展，但开始呈现出从母体文化分离出来且相对独立发展的品格，故称为山越文化阶段。

第三阶段：从西晋太康元年（280）设置新安郡至北宋时期，为新安文化阶段。由于中原战乱频繁，东汉末年以后，中原及黄河中下游一带许多名门望族、仕宦人家、平民百姓纷纷南迁入徽定居，其中有两次迁居高潮，即西晋末年的"永嘉之乱"、唐末"黄巢起义"。这些中原士族在徽州"每一村落聚族而居，不杂他姓。其间社则有屋，宗则有祠，支派有谱，源流难以混淆，主仆攸分，冠裳不容倒置"，形成了典型的徽州宗族制度。他们不仅带来了北方相对发达的农业生产技术和手工业技术，还带来了先进的中原文化，在长期与山越文化共处、融合的过程中，使徽州社会从一个半原始社会形态的山越丛林社会而直接进入封建社会的封建化时期，逐渐形成了具有浓厚徽州特色的新质文化——新安文化，故称为新安文化阶段。

第四阶段：从北宋末年到民国时期，为徽州文化阶段。北宋宣和三年（1121），改歙县为徽州，形成了较为稳定的"一府六县"的行政区域格局。北宋"靖康之变"后，由于金人不断南侵，公元1132年，宋王朝迁都江南临安（今浙江杭州）。从此，中华民族的政治、经济、文化重心随之移向江南，同时第三次中原士族官民大规模迁徙徽州。由于徽州紧靠临安，借此契机，徽州经济和文化崛起，至明清而鼎盛，逐渐形成我们所说的徽州文化。其中，兴起于宋、兴盛于明清的徽商，凭借较高的文化素养与贾而好儒的特色雄踞中国数百年，为徽州文化的发展和繁荣奠定了坚实的物质基础。集儒学之大成的理学大师程颢、程颐和朱熹均祖籍徽州，以朱子学为内质的"新安理学"成为徽州文化的理性内核。

南宋以后，徽州文风更加昌盛，形成"十户之村，不废诵读"的文化传统。在浓郁的文化氛围中，徽州人在新安理学、徽派朴学、新安画派、徽派版画、徽派篆刻、徽派刻书、徽派建筑、徽州科技、新安医学、文房四宝等众多领域都取得了令世人瞩目的成就。

通过对这一文化形成、发展历史过程的考察，我们可以看出，徽州文化不是单一的徽州地域文化，它是中原文化的移植，是中华多种文化在徽州这一特定地域的汇合和凝聚，既有徽州区域文化的特征，又兼有中华传统文化的特征，其内核是以儒学为中心的传统文化。因此，徽州文化也可以说是以徽州为中心的积淀和融汇于徽州土地上的中华传统文化之精华。

三、徽州文化兴盛的原因

徽州文化作为具有浓郁地方特色的区域文化，能在历史上如此繁荣兴盛，并保持几百年不衰，主要缘于以下几方面因素。

1.徽商经济的发展为徽州文化的兴盛奠定了坚实的经济基础 称雄于明清商界的徽商以"贾而好儒"著称，十分注重贾儒结合，贾仕结合，强化宗谊，重视教育，恪守贾道，营利甚巨。他们将所赚的钱，一是用于扩大再生产；二是宿养文士，建会馆、办文会、兴诗社、蓄戏班、印图书、藏书史、筑园林等；三是用于发展教育。他们深刻认识到"富而教不可缓，徒积资财何益乎"（歙县《新馆鲍氏著存堂宗谱》，卷二），于是延师课子，加强对子弟的培养，输金资助，置学田和义田，办族学，建书院，资助府县学等，大力投资办学；四是输入故里，修桥补路、兴建土木、撰文修谱等。徽商经济的发展在客观上为徽州文化的发展提供了坚实的经济支撑。

2.教育的高度发达为徽州文化的繁荣提供了温床 徽州历史上文风昌盛，教育发达，府（州）县学、书院、社学、私塾、文会极为昌盛。据统计，自宋至清，徽州六县共建书院、精舍、书屋等共计260多所；关于社学，明朝徽州六邑就有462所，至康熙时，增至562所。至于家学私塾，更是遍布城乡。"远山深谷，居民之处，莫不有学有师""十户之村，不废诵读"，即是当时徽州文风昌盛的真实写照。由于教育发达，故而人才辈出。根据地方志记载统计，明代徽州举人有1100多人，清代1536人。明代徽州进士452人，位居全国第13位；清代684人，位居全国第4位。明代徽州状元3人，清代徽州本籍加寄籍共计19人，占全国的17%，居全国第一位。教育昌达，人才辈出，也使徽州各地流传着"连科三殿撰，十里四翰林""兄弟九进士，四尚书者，一榜十九进士者""一科同郡两元者"等诸多科第佳话。高度发达的教育，为徽州文化的繁荣提供了良好的温床。

3.程朱理学的盛行为徽州文化的发展提供了强大的思想意识支柱 徽州是程朱理学的起源地，有"程朱阙里""东南邹鲁"的美誉。清雍正《程朱阙里志·序言》记载："程朱之学大明于天下，天下之学宫莫不崇祀程朱三夫子矣。……朱学原本二程，二程与朱之所自出，其先世皆由歙篁墩徙，故称程朱阙里。"其中，朱熹的理学思想，对徽州影响尤深。朱熹虽出生于福建，但与徽州存在着内在的双向认同。朱熹本人号称"新安朱熹""紫阳朱熹"，并曾两度回徽讲学，每次逗留数月，从其学者甚众。徽州人对程朱理学亦高度认同，"一以郡先师朱子为归"，内在自觉地以朱子思想为圭臬，"读朱子之书，服朱子之教，秉朱子之礼，以邹鲁之风传子若孙也。"（清休宁《茗洲吴氏家典·序》）朱子提倡读书，认为穷理之要必在读书，促进了徽州读书好学风气。理学家对理欲、心物、义理、天人等概念的意义、关系的追问和逻辑论证，厚植了徽州文化的理性思维。新安理学家恪守朱熹的义利之辨，反复颂扬"正其义不谋其利，明其道不计其功"的思想，学子以之为书院学规，士子以之为立身处世的信条，徽州商人以其为商业伦理。朱子之学不仅深深影响着徽州入学、入仕、入贾之人，也深入民众意识，内在深入地影响和指导着徽州文化的发展，成为徽州文化发展的强大思想意识支柱。

四、徽州文化的价值

徽州文化异彩纷呈，博大精深，是中华文化的缩影与典型代表，具有重要的学术价值与现实价值。

（一）学术价值

20世纪80年代以来，丰富的徽州文化吸引着越来越多的学者投入到徽州文化的研究行列，徽学研究机构和学术团体纷纷建立、相关学术活动频繁开展、相关论著不断推出，都大力推动了徽州文化研究向纵深发展。

1.徽州文化为研究中国封建社会后期农村社会实态提供了重要的资料来源　中华文化由众多地域文化构成。不同的地域文化有其自身的特色，正是由于各种地域文化的丰富多彩，才形成了中华文化的博大精深。徽州保存有5000余处地面文物遗存、4000余种文献、40余万件文书，跨越千年历史，涵盖政治、经济、文化等各个领域，均为第一手资料，充分表现了中国封建社会后期社会和经济发展的一般规律与特征，为再现中国封建社会后期农村社会实态提供了重要的资料来源。对此，有学者指出："徽州文献和物质文化遗存有着弥补史料缺失的价值，它们或者可以提供我们认识中国古代社会特别是封建社会后期历史文化面貌的新视角，或者可以帮助我们认识其他文献（包括其他地域文献）未曾反映的中国历史文化面貌。"

2.对徽州文化的研究有助于深入认识中华传统文化　徽州文化流派纷呈，独树一帜，在很多领域都处于领先位置，是中华传统文化的组成部分和典型样本。如徽派篆刻是中国文人流派篆刻的代表，对徽派篆刻的研究，就是对中国文人篆刻史的研究；徽派版画代表了中国传统版画的最高成就，对徽派版画的研究，其实也是对中国传统版画的研究；新安画派是中国画进入山水画艺术全面发展阶段的最高代表，对新安画派的研究，亦是对宋以后中国画发展史的研究；新安理学、徽派朴学是宋代以来中国学术思想史上的两座高峰，地位显赫，影响深远，具有典型的标本研究价值，等等。对此，有学者指出："徽州文化是中国封建社会后期社会与文化发展的典型缩影，其所包容的新安理学、新安医学等形态，无不是一种与时俱进的产物，无不是要吸纳它们各自所在领域及相关领域的积极成果，融入自身的内容与特色，最后形成自己代表和反映着时代发展之前沿的形式，因此都是作为在各自领域里的精粹，具有充分的典型性和先进性。"窥一斑而见全豹，因此，对徽州文化的研究，实际也就是对中华传统文化的研究，兼具典型性与普遍性的学术价值。

3.徽州文化具有地理文化单元的人类文化学研究价值　徽州四面环山，环境幽闭，作为一个相对独立的自然地理单元，钟灵毓秀，风光旖旎，人们的审美自然受到山水环境的陶染。徽州砖雕、木雕、石雕、竹雕以及文房四宝、徽派盆景、新安画派、徽派版画等，就是徽州自然环境同徽州人审美相结合的产物；新安医学、徽菜、徽州方言的形成，则同徽州独特的自然地理环境及资源密切相关；徽州宗族社会构成和村落结构，同徽州地理环境密不可分。清代赵吉士《寄园寄所寄》记载："新安各姓聚族而居，绝无一杂姓搀入者，其风最为近古。"自然山水将徽州围合成若干大大小小的自然村落，迁入徽州的中原士族落户某个自然村落后，往往以姓氏为基础聚族而居，并且世代相沿，因此，徽州一村一姓现象相当普遍。可以说，徽州文化的形成发展与徽州自然环境紧密关联，具有典型的地理文化单元的人类文化学研究价值。

4.徽州文化具有研究中华文化融合规律的价值　徽州文化是一种移民文化。首先，徽州是个高移民输入地区，徽州的社会、人口、文化本身原就是由中原移民而形成。据明嘉靖时期程尚宽纂修的《新安名族志》记载，至明代中期，由中原迁至新安的"名族"共84支，追踪溯源，约80%以上来自中原地区。因此，徽州社会与文化的诸多方面都深受移民影响，打上了深深的中原文化烙印。其次，徽州也是个高移民输出的地区。俗曰："前世不修，生在徽州，十三四岁，往外一丢。"在徽州，男子十三四岁外出学徒、经商已成为一种习俗。徽州文化的昌盛与发展，本身还存在着一个由徽州本土再向外移民的问题，并对侨居地的文化产生深刻影响。如徽派朴学、徽剧、徽州园林艺术、建筑艺术、徽菜等对扬州学派、京剧、江南园林、淮扬菜系都有渗透和影响。因此，研究徽州文化，可以获得中华大文化融合各民族、各地域文化的一般与特殊规律，为繁荣中华大文化提供历史借鉴与智慧。

（二）现实价值

1.明清时期的徽州呈现出人与自然、人与社会和谐发展的面貌，对其进行研究和总结，有助于今天和谐社会的构建　徽州地区保存了大量的契约文书，这些契约文书反映了徽州人所具有的契约精神。无论是买卖土地、过继子女，还是分割遗产、演戏酬神，徽州人都要立字为据。这些契约文书彰显了徽州民众明确的契约意识和法制观念。法律手段和儒家伦理道德相辅相成，使徽州这个深处山区的民间社会保持着良好的和谐状态。依山傍水的村落，鳞次栉比的房屋，纵横交错的巷道，既考虑到取水、排污、防火、防盗等多重因素，又兼顾生活起居的方便实用，布局合理，错落有致，极富美感，完美地呈现与诠释了人与自然的和谐统一。徽州宗族作为保证社会稳定的非行政组织，重视族中子弟的教育，扶弱济贫，禁止赌博，禁止滥砍滥伐，倡导爱山护林，防止林木火灾等，并以族规家法或村民公约的方式，让族众和村民自觉参与、自觉践行。如《休宁县志》记载：本县山区历来就有封山育林的乡规民约，如规定"草未落，斤斧不得入山林；山林已封，人畜不得入内；昆虫未蛰，不得以火烧田。"类似上述这些具有调节社会功能的民间主张和实施路径，对我们今天构建和谐社会具有重要的借鉴价值。

2.徽州文化为安徽文化强省战略与旅游经济的发展创造了得天独厚的条件　明清两代，作为十大商帮之首的徽商曾盛极一时。徽州人吃苦耐劳、不畏艰难、百折不挠的"徽骆驼"精神,仍然是我们今天从事一切工作和事业所需要的重要精神品质;徽商讲诚信,注重回报社会,这些道德观和价值观值得我们世代继承;徽商过于依赖官府,没有形成商人的独立品格,并最终走向衰落,其教训同样值得今人总结和深刻省思。徽州崇文重教的社会风气,徽商对教育的慷慨投入以及徽州宗族对贫困子弟受教育的扶持和激励措施等,需要我们继承并发扬光大。身处地阻山隔的徽州,人们却建造出精美雅致的徽派建筑和大量改善生存环境的道路、水利工程,并孕育了独树一帜的新安医学与成就斐然的算学等科技发明,无不呈现了徽州人的生存智慧与创新精神,今天仍给我们以极大的启示与镜鉴。

此外,徽州保留了大量的物质文化遗产,许多古村落和古建筑都保存完好。西递和宏村两个古村落被列入世界文化遗产名录;黄山被列入世界自然遗产与文化遗产双名录;被誉为"活动着的《清明上河图》"屯溪老街,集中体现了宋元明清徽派建筑风格和建筑艺术,并成为徽州书画和文房四宝等的展示、交易中心,日益受到越来越多的海内外人士的关注与青睐;黟县古民居群落、歙县历史文化名城、棠樾牌坊、潜口明代民宅博物馆以及齐云山等正成为黄山以外的旅游热点,与黄山旅游互为补充;新安书画交流、徽剧表演、民俗表演、文物展览等不断充实着旅游的内容;新安医学也正向旅游养生保健渗透,徽菜更是成为人们旅途中不可或缺的美味佳肴,备受赞誉。

近年来,安徽省委、省政府站在全省发展的战略高度,提出"打好黄山牌,做好徽文章"的文化发展战略,制定徽文化发展规划和措施,大力保护徽州古民居,维修徽派古建筑,打造"徽商"品牌,培养高素质的徽学研究队伍,提升徽学的影响力,对宣传安徽以及引领与推动安徽经济社会的发展发挥了重大作用。

思考题

1. 简述徽州的建置沿革与自然地理环境。
2. 什么是徽州文化?
3. 徽州文化分为哪几个历史阶段?
4. 徽州文化兴盛的原因有哪些?
5. 如何认识徽州文化的价值?

第二章　徽　商

徽商又称新安商人、徽州商人，俗称"徽帮"，是指明清时期徽州府籍商人或商人集团的总称。徽州人的商业活动始于东晋，至明成化、弘治年间形成商帮集团。明嘉靖到清乾隆、嘉庆时期，徽商达到极盛。作为中国商界中的一支劲旅，徽商曾活跃于大江南北、黄河两岸，甚至远达日本、暹罗、东南亚各国和葡萄牙等地。徽商商业资本之巨、从业人数之众、活动区域之广、经营行业之多、经营能力之强，都是其他商帮所无法匹敌的，在中国商界称雄数百年。纵观徽州文化各个分支，如新安医学、徽派建筑、徽菜、新安画派、徽派版画、徽派篆刻、徽派盆景等，虽然起始时间各有不同，但均至明清时期达到顶峰，其鼎盛时期与徽商极盛时期相吻合。这不仅仅是时间上的简单巧合，而是说明徽州文化与徽商之间存在着密切的依存关系，故有学者称徽州文化的特质为"商人文化"。

第一节　徽商的形成与发展

一、徽商兴起的背景与条件

徽人经商，源远流长，追本溯源，徽州人之所以选择经商作为出路，有着如下特殊的背景与条件。

（一）人多地少的客观环境压力

徽州介于万山丛中，不但没有成片的耕地，且土地贫瘠，粮食产量普遍较低，素有"七山一水一分田，一分道路和庄园"之称。不仅如此，因徽州地处崇山峻岭之中，每当战乱，都有大量的中原百姓迁此避难，故人口随之不断增加。据史料记载，公元606年（隋末）徽州有人口6154户，至公元1078年（北宋元丰元年）增至127203户，400余年间增长20余倍之多。南宋时期，徽州人口达50余万，元代增至82万。地少人多，粮食不足自给，人地矛盾不断加剧，生存条件日益恶劣。史料称：徽州一年所产的粮食，只能养活全境10%的人口。迫于压力与无奈，徽州百姓不得不拓展自己的生存空间，外出经商谋生，故而出现"天下之民寄命于农，徽民寄命于商"的情况。对此，清代进士许承尧在《歙事闲谭》中记载："盖新安居万山，土少人稠，非经营四方，绝无治生之策矣。"久而久之，徽州人经商渐成风习。明朝王世贞说："徽俗十三在邑，十七在天下。"也就是说，每十个徽州人中，有七个在外经商。

（二）丰富的物产、沟通内外的水陆交通为徽州人外出经商创造了必要条件

徽州地处山区，气候温润，自然资源十分丰富，盛产茶叶、木材、中草药、山珍、陶土等土特产。此外，与山区经济相关联的手工业品也尤为丰富，独具特色。这些与徽州本土经济密切联系且极具特色与知名度的物产与手工业品，拥有广阔的国内市场，非常畅

销，为徽州人提供了一条谋生出路。徽州人将这些东西运输出去，便可换取其生活所需的粮、油、盐等物资，不少徽州人最初就是通过贩运土特产品走上经商之路的。

徽州虽地处万山丛中，但并非封闭孤立的。新安江是徽州境内的最大水系，其支流可与徽州六县相通，均可通舟楫。不仅如此，顺新安江而下，还可到达繁华的江浙地区，葛剑雄在《从历史地理看徽商的兴衰》一文中指出："在当时的条件下，水运是最便利的运输手段。从徽州出发的交通路线非常方便，沿新安江而下，经富春江、钱塘江，即可到达杭州，进入浙江最富庶的杭嘉湖地区。通过内河航道，还可连接江苏的苏、松、常、太各府州。另一条路线，经青弋江等水路进入长江，顺流而下就可至南京、镇江、扬州，经京杭大运河沟通各地。由于都是顺流而下，便于将徽州的土产如竹、木、石料、药材、纸、茶叶等外运，回程则可运输丝绸、百货等相对价高质轻的商品。"此外，徽饶水道是徽州与饶州之间进行商业往来的重要水上通道，徽州古道是连接绩溪与杭州的徽商陆路通道。丰富的物产加上便捷的水陆交通，为徽州人走出大山、以商代耕创造了必要条件。

（三）国家经济重心的南移为徽商兴起提供了外部契机

长期以来，由于北方战乱，中原士族大规模南迁，特别是南宋王朝迁都临安（今浙江杭州），江南得到了充分开发，从而使整个国家的经济重心南移。以都城杭州为中心的江南市场人口众多，生活富裕，不仅对竹、木、石、漆等建筑材料和笔墨纸砚等文化用品有稳定且大量的需求，茶叶和药材更是他们日常生活的必需品。徽州地处江南，紧邻杭州、南京，又盛产上述江南所需的土特产品与手工业品。徽州人以此为契机，充分发挥丰富的自然资源与优质手工业品的优势，并凭借地利之便，创造了"徽州富甲江南"的骄人业绩。

二、徽商形成的标志

徽商，是指以血缘和地缘关系为纽带所形成的徽州商人群体，其与晋商、陕商一样，是一支商帮的简称。徽人经商的历史虽然可以追溯至东晋时期，但从徽商内涵角度讲，徽商的形成时间，亦即徽州商帮的形成时间，应追溯至明朝中叶，其形成的标志主要表现在以下几个方面。

（一）徽人从商风气的形成

据学者考证，徽州从商之风始于明成化、弘治之际。据歙县《溪南江氏族谱》记载，生于成化十年（1474）的江才早年立志经商，但苦于资金不足而意志动摇，其妻激励他说："吾乡贾者十九，君宁以家薄废贾耶？"按其时江才20岁左右推断，早在明成化、弘治年间，歙县溪南一带经商者十室而九，经商之风已经十分盛行。生于成化二十二年的歙县竦塘人黄豹少年时看见家乡一带的富商大贾"饰冠剑，连车骑"，炫富于乡里，遂立志经商，终致生富有。由此可见，弘治初年，经商已经成为歙县竦塘一带民众竞相仿效的致富之路。另据万历《歙志·序五》载："成弘以前，民间椎朴少文，甘恬退，重土著，勤穑事，敦愿让，崇节俭。而今则家弦户诵，黉缘进取，流寓五方，轻本重末，舞文珥笔，乘坚策肥。"歙县方志亦认为成化、弘治年间该县经历了由农到商风俗的演变。此外，成书于弘治初年的《休宁县志》亦称"民鲜力田，而多货殖"。由上可见，明成化、弘治年间，徽州民间已形成浓厚的从商之风。

（二）徽人结伙经商的现象已很普遍

徽人以宗族、乡谊关系为纽带外出结伙经商的现象早在成化、弘治之际就已出现。在徽商群体中，出去早、实力强、经验丰富的商人起到了非常好的传帮带作用，其不仅对众商予以财力支持，在业务上亦予以指导，使得大家在某个经营领域或某个地区相互扶持，协同行动，将生意越做越大、越做越强。据记载，徽人许赠在正阳经商二十余年，"亲旧每因之起家，故正阳之市，因公而益盛"（《许氏统宗世谱·处士孟洁公行状》）。在许赠的带动下，其亲旧来正阳经商起家，正阳市场因其带领而日渐繁盛。许赠生于景泰五年，弘治十七年卒于正阳。他在正阳经商的时间正是成化、弘治年间。另如歙县汪道昆的祖父汪玄仪曾北游燕代，贩盐行贾，"诸昆弟子姓十余曹皆受贾，凡出入必从公决策然后行"，他率领族众北上经商的时间正在弘治时期。

（三）"徽商"成为一个特定概念

明中叶以来，"徽""商"二字已经相联成词，成为表达一个特定概念的名词被时人广泛运用。

《云间杂识》载："成化末，有显宦满载归，一老人踵门拜不已。宦骇问故，对曰：'松民之财，多被徽商搬去，今赖君返之，敢不称谢'"。由此可见，早在成化年间，"徽商"一词就已在松江一带流传。另如万历《嘉定县志》载：南翔镇"往多徽商侨寓，百货填集，甲于诸镇，比为无赖蚕食，稍稍徙避，而镇遂衰落"。在南翔镇，由于徽商侨居经商，使得这里百货云集，比他镇繁茂。由于无赖的蚕食，徽商离开了南翔镇，该镇也就随之衰落了。由此观之，徽商的去留是作为一个群体，采取一致行动的。该县志的作者将南翔镇盛衰的原因归结为徽商的聚散，显然是将徽商作为一个群体看待的。从这个意义上讲，"徽商"一词已被赋予了徽州籍商人群体的内涵，这也是徽商群体的形成在时人观念上的反映。

（四）作为徽商中坚力量的盐商在两淮盐业中称雄

明初实行开中法，政府根据边防军事需要，招募商人将粮食等军需物资运到边地换取盐引行销。其时，徽人虽有赴边纳粮、办引行盐者，但因路途遥远而不占优势。及至成化末、弘治初，开中折色法逐渐推行，政府准许商人用银两换取盐引、贩盐获利。以此为契机，大批徽商就近涌向扬州两淮盐场，相继打入盐业领域。此时，一向以经营盐业为主的山、陕商人虽亦纷纷南下与徽人争利，但因其远离故土，力不从心，不得不屈居于徽商之下。如发迹于成化、弘治之际的歙县竦塘黄崇德侨居扬州业盐，博览多通，"乃盐司下询，则条陈利害，言论侃侃，监司辄可其议，下其法于淮之南北。夫淮海诸贾，多三晋关中人，好唾奇画策，见公言论，皆削稿敛衽从公，推公为纲。"（歙县《竦塘黄氏宗谱》卷五）可见，成化、弘治年间，徽州盐商在两淮盐业中声势显赫，可以左右国家盐业政策，山、陕商人已难与之抗衡。明代两淮盐利最大，徽商称雄两淮盐业后，或兼营其他商业，或支持其亲友同乡从事各种商业活动，显著提升了徽商的影响力。因此，徽州盐商的崛起对徽州商帮的形成发展具有十分重要的意义。

三、徽商的发展阶段

徽州商帮自明中叶形成至清末民初渐趋衰落的400余年发展历程中，其势力兴衰消长经历了以下四个阶段。

（一）从成化、弘治之际到万历中叶的100余年间是徽商的发展阶段

这一阶段，徽商的发展主要表现在以下几个方面。

1.从商风习盛 徽州六县中除黟县、绩溪从商风气形成较晚以外，其他四县经商之风在明中叶已经盛行。其时，歙县"业贾者什家而七"，休宁"以货殖为恒产"，祁门"服田者十三，贾十七"，婺源贩运木材和茶叶已成为谋生的重要途径。此外，人们的价值理念亦有所变化，"左儒右贾"之说在徽州颇为流行。

2.经营行业多 徽商经营范围极广，万历《歙志》载："其货无所不居"。随着社会分工的细化，人民生活所需的盐、典、木、茶、粮、百货、丝绸、棉布、瓷器等工农业产品都成为徽商经营的商品。在上述各行业中，徽商经营人数之多，经营规模之大都是前所未有的。

3.活动范围广 随着商运路线的增辟与延长，以及市场网络的进一步发展，徽商的活动范围日益扩大，其"足迹几遍天下"。他们或沿运河北上，往来于华北各地；或沿长江一线，逐利于川楚吴越之间；或经赣江，越大庾岭，经营于广东；或扬帆海上，贩货于沿海各地。不仅都会城市，徽商足迹还遍及荒远的孤村僻壤，故在民间流传着"钻天洞庭遍地徽"的谚语。

4.商业资本雄厚 随着商品经济的发展，加之徽州商人丰富的商业经验与艰苦奋斗的创业精神，至明代中叶，"挟一缗而起巨万"者比比皆是，徽州商帮的整体实力迅速增强。至万历时，徽商已成为与晋商齐名而称雄于全国的商界劲旅。万历二十年进士谢肇淛在《五杂俎》记载："富室之称雄者，江南则推新安，江北则推山右。新安大贾，鱼盐为业，藏镪有至百万者，其它二三十万，则中贾耳"，徽商商业资本之雄厚由此可见一斑。

（二）从万历后期到康熙初年的近百年间是徽商的曲折阶段

这一阶段，徽商遭到下述几个方面的打击，实力大为削弱。

1.封建政权的横征暴敛 万历时，矿监税使大肆搜刮，徽商罹祸尤惨。时人李维桢称："中贵人以权税出，毒痛四海，而诛求新安倍虐"。天启时，魏忠贤又发黄山旧案，派人驻歙"搜通邑殷实之户毒而刑之"，此祸还延及徽商集中的淮、扬、天津、祥符、德兴、仁和、钱塘等县，徽商财力消耗严重。

2.明末农民起义军对徽商的打击 李自成领导的农民起义军所到之处，必以徽商为助饷打击对象。起义军攻克北京后，"谓徽人多挟重货，掠之尤酷，死者千人"。迫于形势，一些徽商焚烧债券，散发资财，以致囊空如洗，停止了商业活动。

3.明清战争的破坏 清兵南下时，徽商最为集中的苏浙、湖广遭受战祸最为严重。弘光初年，江北四镇之一的高杰兵围扬州，城外房屋焚掠殆尽，许多徽商的园林别墅化为灰

烬。多铎率兵攻打扬州时，徽商汪文德献银30万两，乞求清兵"勿杀无辜"，结果却落得"扬州十日"的惨祸。顺治初年，清兵肆意镇压江南人民的反薙发斗争，又使一大批徽商财毁人亡。南明的军阀们又以筹饷为名，"募奸人告密，讦殷富罚饷，倾其产，分诸营坐饷"，百劫余生的徽商自然成为勒索的主要对象。难怪明末休宁人金声称：新安商人"足迹常遍天下，天下有不幸遭虔刘之处，则新安人必与俱。以故十年来天下大半残，新安人亦大半残"。休宁人赵吉士亦称："明末徽最富厚，遭兵火之余，渐遂萧条，今乃不及前之十一矣"。明清之际，在频繁的兵燹冲击下，徽商发展遭受严重挫折。

（三）从康熙中叶至嘉道之际的100多年间是徽商的兴盛阶段

这一时期，随着社会的稳定以及生产的恢复与发展，徽商再次崛起，且在许多方面超越了明代。

1. 从商风习更为普遍　在此阶段，不仅休宁、歙县、祁门、婺源从商风气更盛，相对滞后的黟县、绩溪亦已经商成风，徽州商帮的实力与影响力获得整体提升。

2. 徽州盐商势力的壮大　万历末推行纲盐法后，两淮盐利被许多手握巨资的徽商把持。在扬州，显赫一时的盐业世家大部分为徽州人。在官府的支持下，徽州盐商坐享高额利润，财力激增。

3. 徽商在长江沿线商业活动的扩大　明代，国内贩运贸易主要集中在运河沿线的南北贸易上。至清代，长江沿线的东西贸易快速发展起来。据乾隆时期修撰的《清朝通典》记载，长江流域设置的常关由明代的1个增至6个，岁收关税银占沿河诸关岁入的比重由明代的8%增至85%。长江流域是徽商从事商业活动的重要区域，东西沿线贸易规模的迅速扩大与徽商实力的增强是分不开的。

4. 徽州会馆的普遍建立　明代，由徽商所建用于徽商活动的会馆十分罕见。及至清代，全国大小商业都会几乎都有徽州会馆，有的不仅规模宏大，还附设供徽商运货的新安码头及培养子弟读书的义学讲堂，极大提升了徽州商帮的凝聚力。

5. 徽商与封建政治势力的关系更为密切　清代，实力雄厚的徽商通过捐纳制度与"急功议叙"途径获取官爵的越来越多。以江春为例，被乾隆皇帝赏赐"内务府奉宸苑卿""布政使"等头衔，官至一品，被誉为"以布衣上交天子"的最牛徽商。以上表明徽商与封建政治势力的结合已达到无以复加的程度。

（四）从道光中叶至清末的近百年间，是徽商的衰落阶段

称雄中国商界400多年的徽商从道光中叶渐趋衰落，究其原因，约有以下数端。

1. 票盐法制度的推行　道光十二年（1832），清政府为革除淮盐积弊，改行票盐法，即政府在场盐附近设局课税，凡缴足盐税即可领票运盐，行销各地。徽商从此因失去其世袭的行盐专利权而走向衰落。正如陈去病在《五石脂》中称："自陶澍改盐纲，而盐商一败涂地。"清政府迫于财政困难，又追缴他们历年积欠的盐课，盐商利益受到重大打击，许多徽州盐商因之破产。徽州盐商是徽商的中坚力量，盐商的失势使整个徽州商帮的势力大为削弱。

2. 战乱的冲击　太平天国运动期间，长江中下游是太平军与清军激战的主要战场，长

江运道受阻,沿江贸易无法正常进行。在沿江一带经商的徽人,"向之商贾今变而为贫民,向之小贩今变而为乞丐"。曾国藩驻师祁门时,"纵兵大掠",致使"全郡窖藏为之一空"。此外,徽商还被强制为这场战乱"助饷捐赍"。经此灾难,徽商在人力、财力、物力上受到严重摧残。

3.西方列强的侵略　近代以来,一系列侵略战争的爆发,对徽商的经营活动造成了极大破坏。洋纱、洋布、洋颜料以及南洋木材进口日增,严重冲击了徽州布商、木商的生意。外国资本在中国开办许多银行,凭借各种特权及雄厚的金融实力,逐步控制中国的财政金融,使徽州典当商丧失了在金融业的优势地位。出口捐税的不断增加,以及洋商通过压价对市场的操纵,至光绪中叶,徽州茶商和丝商已难以支撑。道光以后,按行业组成的商业组织逐渐增多,同乡关系日趋淡化,以乡族关系为纽带的徽州商帮渐趋衰落。

纵观徽州商帮的发展历程,可以发现,其兴衰轨迹与明清两朝的政治经济形势演变相一致。徽州商帮是我国封建社会晚期商品经济发展到一定阶段的产物,毋庸置疑,其发展对明清时期我国商品经济的发展与市场繁荣发挥过积极作用。然而,由于其始终作为封建政治势力的附庸而没有走上独立发展的道路,最终随封建制度一道走向衰落。

第二节　徽商的经营领域与影响

一、徽商的经营领域

徽商的经营领域非常广泛,除经营盐、茶、木、粮、布、丝绸、染料、瓷器、文房四宝等工农业产品外,还涉足典当、钱庄等行业,可谓"其货无所不居"。民国《歙县志》记载:"邑中商业,以盐、典、茶、木为最著。"徽商的商贸活动,尤以盐业、茶业、木业、典当业四大行业为大宗。

(一)盐业

徽州商人业盐,是随着明初"开中制"的推行而出现的。当时明王朝为了巩固边防,充实国库,凭着所控制的官盐,定期或不定期的出榜招商往边疆地区输送粮食,按价付与盐引,然后凭引领盐运销于指定区域。徽商中有一部分人为利所驱,不远千里开赴九边。如汪道昆的祖父歙县盐商汪玄仪经商之初,就曾积聚三个月的粮食,运至燕州、代州,换引销盐。然而,因距离边塞太远,通过纳粮办引业盐的徽州商人在与山、陕商人的竞争中,处于明显的劣势地位。明成化以后,"开中制"逐渐废弛,纳粮办引的商人可以由他人代为支盐行销。于是,盐商中出现边商、内商之分。边商专门纳粮办引,内商专门买引销盐。为避免长途跋涉之苦,内商自然成为多数徽州盐商的选择,然因购引价格较高而使利益受损。

弘治五年(1492),明政府实行开中折色制度,即用纳银开中代替纳粮开中,商人向盐运司缴纳现银即可办引销盐。这一改革使行盐的商人免去了赴边纳粮之苦,给徽商经营盐业带来了极大方便。于是,从事盐业生意的徽州商人越来越多。两淮盐场产盐最多,盐利最大,且距离徽州较近,因而也成了徽商竞趋逐利之地。嘉靖、万历时,徽州的黄、汪、吴诸族在扬州业盐致富者极多，拥资多达数十万两以至百万两。此时，山、陕商人虽也纷纷改边商为内商，奔赴扬州与徽人争利，但因远离故土，商线拉长，实力大消，不得不屈居于徽商之下。

万历四十五年（1617），明政府为疏销因大量滥发没有现盐作保证的积滞盐引，推行纲法，即将手中积有盐引的盐商编入"纲册"，分为十纲，每年以一纲行旧引，九纲行新引，纲册刊印后交与众商据为永久窝本，可以世袭继承。每年派行新引时，都以纲册所载各商持引原数为依据，册上无名者则没机会从事盐业经营。当时徽商在纲册上占据显著优势，随着纲法的推行，他们把持两淮盐利的特权从此固定下来。此后直至道光十年（1830）改行票法之前的200余年，堪称徽州盐商的极盛时代。据光绪《两淮盐法志》记载：自明嘉靖至清乾隆年间，在扬州的著名客籍商人共有80名，其中，徽商独占60名，山、陕各占10名。他们或为场商，或为运商，各有其生财之道。场商向灶户收盐卖给运商，是商人中直接控制盐业生产，并与灶户建立包购关系的一部分商人。运商则专事办引销盐。他们以极低的场价购买食盐，然后运至销盐口岸高价贩卖，获利极大。

民国《歙县志》记载康熙、雍正、乾隆时期徽州盐商的盛况："两淮八总商，邑人恒占其四。各姓代兴，如江村之江，丰溪、澄塘之吴，潭渡之黄，岑山之程，稠墅、潜口之汪，傅溪之徐，郑村之郑，唐模之许，雄村之曹，上丰之宋，棠樾之鲍，蓝田之叶，皆是也。彼时盐业集中淮扬，全国金融几可操纵，致富较易，故多以此起家。"

"总商"是由官府指派的盐商首领，既代表盐商与官府打交道，又代表官府执行盐业政策。每年征课办引时，政府都以散商分隶于各总商名下，由总商督征盐课，查禁私盐。政府有关盐政大计亦与总商协商。总商的这种半官半商身份，给他们带来了更多的牟利机会。他们或夹带私盐牟利，或放贷资本获息，或以聚资捐输之名敛财。因此，充任总商者个个都是"资重引多""家道殷实"的巨富。清代两淮八大总商，歙县人就常占其四，徽州盐商势力之强由此可见。据记载，乾隆时，徽人汪应庚、汪廷璋、江春、鲍志道等都是显赫一时的两淮总商。江春担任两淮总商的50余年间，曾6次接待乾隆皇帝巡游江南，深得清廷赏识，充分反映了徽州盐商的财雄势大。

（二）茶业

徽州地处中亚热带北缘，山峦叠翠，云雾空濛，气候温和，盛产优质茶叶。陆羽在《茶经》中记载："歙州产茶，且素质好。"因此，经销茶叶成为徽商赖以发迹的主要行业之一。宋元以来，徽商已从事以茶易米活动，以补当地粮食的不足。明清时期，徽州茶树种植漫山遍野，为徽州茶商提供了大量品质优良的货源。这一时期，饮茶风气不仅在国内十分盛行，在国外亦逐渐流行，茶叶需求量的激增极大拓宽了徽州茶商的销售市场。清乾隆时，徽人在北京开设的茶行有7家，茶商字号166家，小茶店达数千家。汉口、九江、苏州、上海等长江流域沿岸城市，也是徽州茶商经营的重要区域。浙江乌青镇的茶叶店几乎全是徽商开设的。

道光中叶以后，随着徽州盐商的衰落，徽州商帮的发展进入低谷阶段。然而，同治至光绪中叶，由于出口欧美国家外销茶的增多，徽州茶商再度复苏，成为支撑徽州商帮残局的中坚力量。据《安徽茶叶史略》记载："同治年间，洋庄茶盛行时，经营洋庄的徽州茶叶商，资本额较大者，有忆同昌等48家。在外地经营大茶号的徽商为数也不少，汉口、芜湖有，九江、上海也有。如九江即有仁德永等6家，上海有洪永原等七八家，营业一时还颇为发达。"光绪十一年（1885），皖南茶厘总局记载："查道光年间，皖南茶引岁销仅五六万道，自同治年间洋庄茶盛行，岁始销引十万余道。""洋庄茶"即出口茶叶，每引120斤，徽州茶叶对外贸易的兴盛由此可见。

徽商从事茶叶贸易活动，多采取集收购、加工、运输、销售于一体的经营模式。明清时期，徽州茶商以收购徽州本土所产的各种名茶为主，同时也前往其他著名产茶区进行收购。徽州茶商收购茶叶，通常在每年农历三月左右开始，一直持续到七月结束。徽州茶商的茶叶加工活动与茶叶收购同步进行，于每年三月开始，九月结束。这一环节通常由茶商开设的"茶号"完成。茶号每年于收购前挂牌，当年茶叶贸易事务结束即撤牌停业。为方便运销，茶号多设在茶区水陆交通便捷之地。因新安江水上运输之便，屯溪在明清时期一直是徽州茶商开设茶号最集中之地。嘉庆二十五年（1820），屯溪茶号达109家之多，故有"未见屯溪面，十里闻茶香，踏进茶号门，神怡忘故乡"和"屯溪船上客，前渡去装茶"之诗句。徽州茶商边收茶叶边送茶号加工，加工完毕即运销各地。从徽茶的主要流向看，徽商茶叶运输有徽州至京津、徽州至广州、徽州至上海3条重要路线，主要采用随行随雇与托运的方式运输。就茶叶销售市场而言，明代徽州茶商即已遍及南京、北京以及东北、华北、华东、华南、西南、西北等地区。入清之后，徽商茶叶销售市场更加广阔，歙县人许承尧在《歙事闲谭》中记载："茶北达燕京，南极广粤，获利颇赊。"其中，北方为主要销售市场，其次为广州。道光初年，徽商茶叶销售逐渐形成"内销"和"外销"两大体系。经营内销，俗称"京庄"，销售市场以京、津及北方地区为主，兼及长江流域和东南沿海地区。经营外销，俗称"洋庄"。"洋庄"始于清嘉道前后，徽商开始是"漂广东"，由于海禁，当时买卖双方只能在船上做交易，价格由茶商自定，因此利润较高，谓之"发洋财"。五口通商以后，交易地点慢慢转移至上海。光绪年间，外销茶在徽茶中所占比例高达80%~90%。收购、加工、运输、销售四个环节，既相对独立，又互相联系，共同构成了徽商茶叶贸易活动的整体。

（三）木业

层峦叠嶂、气候湿润的徽州，林木资源十分丰富。徽州林木按其用途，大致可分为用材林（如松、杉、梓等）、经济林（如桐、漆、乌柏等）、果实林（如桔、梨、栗等）与薪炭林四类。其中，松、杉一向为徽州林木生产的大宗。而在古徽州六县中，又以婺源林木蕴藏量最大，加之婺源杉木质佳，据《增补陶朱公致富全书》记载："自栋梁以至器用小物，无不需之"，故经营木材的商人以婺源最为众多，休宁次之，祁门、歙县等又次之。

早在南宋时期就有徽人将徽州木材运到邻近地区换取粮食，以缓解本土田少人多的矛盾。明中叶以后，随着徽州商帮的形成，徽州木商打入国内木材大市场，其足迹遍及西南、东南等木材产区，贸易的重点转向外购外销，通过贱买贵卖赚取差价。明清时期，徽州木商除贩运本土木材外，还到四川、贵州、湖南、福建、江西、浙江等省林木产区购置木材，然后借助长江干支流、新安江、运河、海运等水上运输方式，将木材运至需求量庞大的江南地区集散，其中，芜湖、南京、镇江、苏州、杭州等江南重镇成为徽州木商的重要据点及其木材的主要集散地。

明清徽州木商的经营方式有独资与合资两种形式。独资经营的主要是一些资本雄厚的木商。他们根据木材贸易的需要，雇佣相应人手。据光绪《婺源县志》记载，婺源商人黄世权，"顺治戊子，以厚资界故交，贩木于闽"，不惜用厚资雇佣故交帮其在福建贩木。另据《婺源县采辑》记载，汪溶因家贫而受雇于木商，"跋涉江湖，远及苗洞"。合资经营的主要是一些资本较少的木商。很多优质木材多生长在深山老林之中，采伐及运出大山非常困难，加之木材贸易周期较长，故需要较多的人手与雄厚的资金。为了减少风险，增强竞争力，一些资本较少的徽州木商一般与宗族乡党进行合资经营。据婺源《墩煌洪氏通宗谱》记载，婺源木商洪庭梅即与姻戚合资到"闽越楚蜀数千里外"贩木。另据《婺源县志》记载，木商王杰"偕堂弟货木三楚"，董槿照"与兄合资业木姑苏"。合资经营者收益风险共担，赚钱按股均分，赔钱则照股均摊。如万历三十九年祁门郑元祜等5人合伙拼买杉木，准备从饶州运至瓜洲贩卖，不料途中遭遇风潮，捆木漂散，加之行情不好，最后赔本。他们5人按照合伙时议定的分股，分十二股分别承担。

徽州木商采购木材的方式主要有三种：第一是在木材产区收购民众自行砍伐的木材。第二是深入山区，雇工砍伐山民的成材。如徽商王恒到常山购买杉木，一次拼买丁氏山林即用银1500两之多。第三是置买山场，雇工育林、管理，待树木成材后再砍伐贩卖。据《天启黄山大狱记》记载，万历天启时歙县富商吴养春购置黄山山场2400余亩，雇人植树，树成砍伐贩卖，年久获利数十万两。至于木材销售，自清乾隆开始，委托木行居间说和。交易做成，木行从中收取3%～5%的佣金。为适应木材销售需要，徽商在全国各地，尤其是江南地区开设许多木行，仅杭州一地开设的木行最盛时就达百余家。木行不仅为木材买卖双方说合交易，还兼具一定的信用功能。木商资本不充足，可向木行贷款，但同时必须将木材交给该家木行出售。有些徽州木商既贩运木材，又开设木行，集采购、销售于一身。如休宁木商程鹏、张彦超在杭州分别开设"三怡""三三"木行，并在屯溪设办事处，互通行情，拓展业务。

（四）典当业

典当业是中国封建社会里一种古老的信用行业，专为私人提供抵押品贷款，早期称为"质""质库"，到明朝，有质铺、解铺、盘点当等10余种，通称为"当铺"。与其他行业相比较，典当业风险小，获利稳，加之明清时当铺的税额极低，徽商大举进入典当业。经营典当业以休宁人最为活跃。清末翰林许承尧在《歙事闲谭》中记载："典商大多休宁人，……治典者亦惟休称能。凡典肆无不有休人者，以专业易精也。"

明清时期，徽人开设的当铺数量多，分布广，几乎遍及全国各地，尤其在富庶的苏浙一带，几乎为徽人所垄断。如在扬州，典当业成了徽商的专利，当地人竟无从介入，对此，《扬州府志》作者感到"诚不可解"。在方圆数里的嘉兴平湖县，有徽商当铺数十家。在上海，徽商经营的当铺随处可见。清末上海69家典当业，徽商经营的达30家。徽州典当商在北方各地也很活跃，如明末河南省有徽典213家，徽人汪箕在北京经营的当铺多达数十处，有家资数百万。此外，湖广、江西、福建、广东等省也都留下了徽州典当商的踪迹，以致社会上流传着"无典不徽"的谚语。

资本雄厚、规模庞大亦是明清时期徽州典当业兴盛的表现。如明末徽人汪通保，在上海经营的当铺规模很大，四面开门接待顾客，同时还在其他州县开设分店，里中富人无出其右者。徽人程璧在江阴经营典当业，清军南下时，先后捐银17.5万两支援军民守城。许多财力雄厚的徽商，一家开设当铺多达数十百处，雇佣大量雇工经营管理。如清代歙县商人许某，世代经营典当业，资本多达数百万，有当铺40余家，分布于江浙各地，雇工累计不下2000人。有的徽商在经营典当业的同时，还兼营其他行业。如黟县胡贯三继承父志，生意越做越大，门路越来越广，上至武汉、九江，下至芜湖、南京，中到苏州、杭州都开设了当铺、钱庄、布店、土特产杂货店等，经过数十年的辛苦经营，已拥有"七条半街""三十六典"，成为江南六大首富之一。

在激烈的商业竞争中，徽州典商通常联合族人乡党集中于一地同治典业，强调诚信经营，薄利多贷，便民济贫，故深得人们欢迎。在南京，明后期当铺约有500家，多为徽州人与福建人经营。福建当铺多单兵作战，本小利重；徽人当铺并肩经营，本大利轻，久而久之占据了市场。另如前文所提汪通保严格要求宗族子弟贷出的银子要成色好、重量足，计算利息公道，收回银子时不得多取分文。由于经营有方，就连别府他州之人都舍近求远来其当铺押当。

徽州典当商在内部管理上分工精细，制度严明。明清时期，一般规模的典当铺都设有柜台先生2~3人，主要负责鉴别顾客典当的货物，评估价钱；写票2人，专写当票；中班6人，有正有副，负责货物打包；挂牌2人，学生10余人，按能力大小依次排序，序号1~6的学生协助各管事料理业务，序号7之后的学生负责跑包楼，送包取包；管事若干人，分管包房、钱房、首饰房和账房，分工明确，各司其职。从收当货物到存入包房，每位经手人都需认真对照检点，一旦出错，层层追查，谁出的差错，就由谁照价赔偿损失。

关于典当取利以及满当（典当满期）后因顾客无力赎取而转销的货物盈利，通常规定：字画古董，包当包销，即由"柜台先生"取当，满当后无人赎取，由柜台先生经销，盈利归"柜台先生"所得，老板从中抽取一定比例的利钱。如果收当了假货，亏损亦由"柜台先生"自负；铜锡器满当后的存留货，由中班经销，盈利归中班；其他金银首饰以及衣类等满当后的存留货，由老板经销，盈利归老板所得；为调动伙计的积极性，老板根据生意情况，奖赏其一定的小费。同时，业务能力强的学生可以升入中班，中班也可以升为"柜台先生"。

徽商除经营盐业、茶叶、木业、典当业四大支柱产业外，还涉足粮食、棉布、文房四宝、刻书等众多行业。

二、徽商的影响

自明朝嘉靖、万历之后，徽商便逐步操纵着经营所在地许多重要行业的商品贸易，并长期称雄一方，极大促进了各地商品经济的发展与城市的繁荣。"无徽不成镇"，既体现了徽商在空间上影响，同时也反映了徽商对市镇发展的深刻影响。

（一）徽商在空间上的影响

清康熙《休宁县志》记载，徽商"走吴、越、楚、蜀、粤、闽、燕齐之郊，甚则逖而边陲，险而海岛，足迹几遍宇内"。明清时期，徽人从商者众多，活动范围广泛，通都大邑几乎无处不有徽商的足迹。所谓"钻天洞庭遍地徽"说的就是徽商在空间上的影响，即徽商无所不至，足迹几遍全国，几乎所有的省府州县的都会城市都是徽商的活跃之处。

明清时期，苏浙地区商品经济极为发达，加之与徽州毗邻，故成为徽商驰骋的理想之地，许多重要的商业贸易大部分操于徽商之手。在南京，徽州木商、粮商、典当商、丝绸商的势力非他商能比。在两淮盐业商业中心的扬州，徽州盐商亦商亦官，把持盐利，手眼通天，不仅如此，典当业亦几乎被徽商垄断。在明末扬州的商界，客籍商人几占九五成，而徽人居大多数，故陈去病在《五石脂》中描述："徽人在扬州最早，考其时代，当在明中叶。故扬州之盛，实徽商开之，扬盖徽商殖民地也。故徽郡大姓，如汪、程、江、洪、潘、郑、黄、许诸氏，扬州莫不有之，大略皆因流寓而著籍者也。"他们在扬州浚河筑堤，修建道路、桥梁、街肆、码头等基础设施，治理环境，大力资助文教事业发展，建造园林馆舍，对推动扬州社会经济的发展功不可没。在苏州，徽商在米、布、茶、木、丝绸与颜料等行业中都占有至关重要的地位，所产青蓝布运销全国。杭州是两浙盐运司所在地，还是新安江汇入钱塘江后的入海处，自然也成了徽商云集之地。在杭州钱塘江畔，徽商弃舟登岸处被称之为"徽州塘"，歙县江村人在杭州聚居的里弄竟被称作"小江村"。绩溪籍"红顶商人"胡雪岩经营的阜康钱庄与胡庆余堂，以及黟县籍商人张小泉经营的剪刀等名噪一时。明清时期，上海地区（原松江府所辖地区）也是徽商活动的重要场所之一。据《云间杂识》记载，明朝成化年间，"松（江）民之财，多被徽商搬去。"其中，棉布即是徽商经营的重要商品之一。乾隆元年（1736），松江府立碑上署名的5家布商有4家为徽商。此外，徽州盐商、典当商、木商、茶商在上海地区亦十分活跃，对推动上海工商业的发展居功至伟。

横贯东西的长江是明清时期一条重要的商贸路线，流域沿线的大小城镇也是很多徽商立足称雄之地。安徽芜湖，地处吴头楚尾，长江、青弋江在此汇流，距徽州不足400里，交通十分便利。许多徽商寄居芜湖，几乎操纵了这里的米、木、盐、茶、典、布等各行各业。明嘉靖年间，歙县人阮弼来芜湖经营浆染业，由于产品质量过硬，畅销全国各地。休宁人汪一龙于万历时迁居芜湖，创办"永春药店"，慎选药材，精制丸散，四方征购，享誉海内外。他们还在芜湖捐巨资修路、架桥、设渡、筑城墙、赈济灾民等，在当地声望很高。在号称"九省通衢"的湖北武汉，米、木、盐、典、药材、棉布、丝绸、茶叶、纸墨、杂货、珠宝等行业，徽商无不涉猎。如明崇祯十年（1637），歙县叶文机创办的"叶开泰"药号，经几代人的经营，成为与北京同仁堂、杭州胡庆余堂、广州陈李济并驾齐驱的中国"四大药号"。其自制名药参杜鹿茸丸、八宝光明散、虎骨追风酒、十全大补丸，闻名遐迩，远销海外。明清时期，汉口最繁华的主干道（今中山大道）及沿街的商业区、住宅区都被徽商购买，不但修建了豪华气派的会馆——新安书院，还在汉口江边开辟专供徽商停泊船只的"新安码头"，徽商财势之雄厚由此可见。在沿江一带的其他城镇中，徽商势力亦十分显赫。如在黄陂县，居民中有一半是徽州人；在黄梅县，经营盐与百货者多为徽商；在京山县，日用所需均为徽商操纵。溯江而上，徽人进入四川经商者亦有很多。如明末歙县人王子承在蜀经商40年，众多依附于他的蜀人都成了富商，他也因此成为众商推崇信赖的首领。

明清时期，沟通南北交通的大运河也是重要的商运路线，沿岸城镇经济十分活跃，吸引着无数徽商前往趋利。江苏淮安，地近运河与淮河交汇处，是运河沿线的重要商业枢纽，有大量徽商在此经营布帛与盐业。位于淮安西北三里之外的河下，是明清徽州盐商的聚居之地。当地诸如五字店巷、仁字店巷、文字店巷等诸多街巷都以徽商的店铺命名。地处运河咽喉的山东临清，明万历三十年（1602），有缎店32家、布店73家、杂货店41家、当铺百余家，全为徽州与浙江人开设。作为明清两朝都城的北京，也是徽商的聚集之地。据史料记载，仅明代隆庆年间，客居京城的歙商"已以千万计"。清乾隆时期，随处可见徽商开的当铺、银楼、布店、茶行茶店等，仅徽商经营的小茶店就达数千家。

除上述地区外，徽商还将经营的触角伸向闽、粤等沿海地区，有的还以闽、粤为跳板，扬帆于海洋之上，从事海外贸易。歙县人王直、徐海等堪称中国民间海上贸易的开拓者。为冲破朝廷的海禁，王直建立自己的武装，与朝廷分庭抗礼，并借居日本的海岛，自称"徽王"。

（二）徽商对市镇发展的影响

徽商的影响除体现在空间区域外，还作用于经济文化生活与民风等社会领域，徽商的存在与否关乎某个地方的繁荣兴衰，具体表现在以下三个方面。

1.一个偏僻落后的小乡村，如果来了徽商，很可能发展成为一个有影响的市镇 胡适先生曾说："一个地方如果没有徽州人，那这个地方就只是个村落。徽州人住进来了，他们就开始成立店铺，然后逐渐扩张，就把个小村落变成个小市镇了。"胡适这番话直白地道出了徽商在促进乡村"城镇化"方面所起的巨大作用。如安徽霍邱县叶家集，就是一个叶姓的徽商到那里营商而逐渐形成的一个集镇。江苏灌南县地濒盐河，徽商程鹏等出重金买下该地，成立街市，取名新安镇，沿用至今。江苏外岗镇，因徽商侨居钱鸣塘收买棉布，遂名钱鸣塘市，以上足见徽商势力影响之大。

2.原本是市镇的地方，如果有了徽商，则其经济与文化的发展更加繁荣昌盛 明清时期，徽商活跃于全国许多城镇，他们在获得利润后，纷纷开店设铺，拓街建房，造亭楼、建园林、置会馆、辟码头，推动了市镇建设的发展。如武汉三镇的汉口由一块无人栖居的芦洲，到康乾时期发展成为"吴楚贸易"重镇，就有赖于徽商之力。扬州的园林多为徽人所建，淮安河下的园亭，仅徽商程氏所建者约占三分之一。徽商还在各地办书院、建书楼、蓄戏班、印图书、兴诗社、办文会等，极大促进了当地文化教育事业的发展。此外，徽商在众多商住地形成一定气候，故而他们的生活方式在某种程度上对当地习俗产生较大影响。如南京上新河一带是徽州木商的聚居地，每年四月初旬，都按徽州习俗兴办"天都灯会"，五光十色，引得满城百姓争往观赏。

3.一个本来繁荣的市镇，由于徽商撤出或衰落而走向衰落 据万历《嘉定县志》记载，位于嘉定县城南二十四里的南翔镇，原有不少徽商侨寓此地，大批货物在此集散，使得该镇"甲于诸镇"。后来，不堪"无赖蚕食"，徽商迁避他处，南翔镇随之衰落。再如江苏盛泽镇，虽弹丸之地，清初由于徽商来此经营，繁华程度超过其他郡邑。然而，到清中期，商贩稀少，市肆因之而减色，可见该镇的发达或沉寂均有赖于徽商的盛衰。

明清时期，徽商凭借着自己的精明和吃苦耐劳，势力遍及大半个中国，不仅加强了各地区的经济联系，还对所在地社会经济的发展起到了重要作用。

第三节 徽商特色与徽商精神

徽商作为商界一支劲旅，在长期的经商历程中，不仅形成了有别于其他商帮的典型特色，而且还铸造了内涵丰富的徽商精神。

一、徽商特色

宋元以后的徽州，既是一个"以贾代耕""寄命于商"的商贾活跃之区，又是一个"十户之村，不废诵读"的文风昌盛之地。"贾为厚利，儒为名高"，受浓郁的儒文化陶染，徽商虽孜孜追逐"厚利"，但更念念不忘"名高"，呈现出了贾而好儒、贾儒结合的鲜明特色。

（一）贾而好儒的表现

综观徽商的"贾而好儒"，有的是在实践中雅好诗书，好儒重学，"贾名而儒行"，抑或老而归儒，甚至于从贾致富后弃贾就儒。有的在从贾之前就曾知晓诗书，粗通翰墨，从贾之后仍好学不倦，俨然一副儒者气派。据《旌阳程氏宗谱》记载，旌阳程淇美"年十六而外贸，……然雅好诗书，善笔丸，虽在客中，手不释卷。"有的则延师课子，劝令子弟"业儒"攻读。据歙县《新馆鲍氏著存堂宗谱》记载，歙县人鲍柏庭通过经商而家颇饶裕后，在"富而教不可缓也，徒积资财何益乎！"思想的驱动下，不惜重金延名师，购书籍，培养子弟读书。另如婺源人潘涟，开始业儒，后因家贫经商。家庭经济稍稍宽裕后，不仅延师课子，倡兴文会，还资助其堂弟读书。还有不少徽商不吝输金捐银，资助建书院、兴私塾、办义学，大力振兴文教，让更多子弟习儒业儒，如歙县紫阳书院、绩溪东山书院、婺源湖山书院即是由徽商捐资兴建。徽商之所以如此重儒，是希望子弟能够金榜题名，光宗耀祖。正因为徽商对儒业的崇慕与倾力投入，其后代中以"业儒"而成名者代不乏人，如明代出身于商人家庭的歙县人汪道昆，为嘉靖、万历时期文坛"后五子"之一，与文坛巨匠王世贞先后任职兵部，时称"天下两司马"。再如清代休宁人戴震，汉学的皖派首领，亦出身于商人之家。另如歙县人王茂荫，道光、咸丰时期的经济学家，祖辈世代经商。客籍外地的徽商中，也是世族繁衍，名流辈出。李斗《扬州画舫录》中记载的高人雅士，有很多为徽商或其子弟。

（二）贾而好儒的原因

1.浓厚的儒学情结 徽州虽地处万山丛中，但历来有"十户之村，不废诵读"的传统。由于徽商慷慨捐资助学，即便贫寒子弟也有机会入学读书。尤其在宋代新安理学兴盛之后，崇儒重学的风气日炽。在这样社会环境中成长起来的徽商，自幼就接受良好的儒学教育，文化素养较高，在同一时期的商人中堪称佼佼者。他们中很多人都是为经济条件所迫而弃儒从商，因此内心深处仍然保留着浓厚的儒学情结。他们一旦在经商获利后，便不遗余力地弥补遗憾，或令子弟业儒，或自己雅好诗书，或老而归儒，或弃贾就儒。

2.提高社会地位的需要 封建社会历来轻商、贱商，商人作为四民之末，社会地位极其低下。据《农政全书》记载："（洪武）十四年，上加意重本抑末，下令农民之家，许穿绸纱绢布；商贾之家，止许穿布。农民之家但有一人为商贾者，亦不许穿绸纱。"清雍正时期仍然恪守农本商末的理念，称"四民以士为长，农次之，工商其下"。在朝廷重农抑商政策的影响下，人们总是将"商"与"奸"联系在一起，对其持鄙夷态度。即便是执商界之牛耳的徽商，仍无法改变商人"四民"之末的社会地位，在内心深处潜藏着难言的重压与自卑。他们为了获得与其经济地位相称的社会地位，注重研读经史，吟诗作画，与文人雅士结交，其中不乏真才实学者，希望借此塑造文化徽商的形象，进而提高其社会地位。

3.商业自身发展的需要 我国封建社会后期，商界竞争日趋激烈，商品供求关系变化万端。作为商人，要想对市场形势做出正确的分析与判断，必须具备相应的商业知识与管理组织才能。徽商中很多人受过儒学教育，在明代，就有人把徽商分为"贾名而儒行"的"儒贾"和"以儒饰贾"的"贾儒"两种，都是具有一定文化程度的商人。他们在商贾活动中，大多善于分析自然和社会诸因素对供求关系的影响，从而在进退取予之间做出正确判断，生意越做越大，资本越积越多，在商界的名声也日益显赫。同时，长期受儒文化的浸染，徽商在经商活动中，以诚待人，以信接物，以义取利，表现出人皆嘉许的商业道德。以儒道经商，舍小利而谋大利，这也是徽商起家的一个"奥妙"所在。

二、徽商精神

著名学者胡适曾把徽商比喻成"徽骆驼"，因此有人把徽商精神概括为"徽骆驼精神"。事实上，历史上徽商铸就的徽商精神不仅仅是"骆驼精神"，其内涵十分丰富，主要表现在如下几个方面。

（一）国家兴亡、匹夫有责的爱国精神

明朝建立之初，北境未安，漠北蒙古残余势力时时入侵，为巩固边防、保卫国土安全，明政府不得不在北方沿边驻扎重兵。为解决军粮问题，政府制定"开中法"，号召商人输粮纳边，政府发给盐引，到内地支盐行销。不少徽州商人将个人逐利与赴国急难结合起来，不辞劳苦，千里迢迢运粮输边。在明中叶的抗倭斗争中，他们或捐资筑城，募勇抗倭；或出谋划策，领导抗倭；或弃商从戎，杀敌疆场。到了近代，为了抵御外国入侵，徽商更是踊跃捐资。凡此种种，无不体现出徽商的爱国精神。

（二）不畏艰难、百折不挠的进取精神

出于谋生的需要，徽州人不得不从小背井离乡，外出创业。异地的陌生与商路的艰险，无不从肉体到精神上残酷地折磨着他们。但素以"勤于山伐，能寒暑，恶衣食"著称的徽州人，肩负起父兄、家族生存发展的重负，义无反顾地走上了经商之路。经商期间，

按照徽州的风俗，经营者一般每年回家探亲一次，然而那些远离徽州本土的徽商有的三四年甚至二三十年才回家与父母妻儿团聚。"健妇持家身作客，黑头直到白头回。儿孙长大不相识，反问老翁何处来。"这首《新安竹枝词》即是徽商经商艰辛的真实写照。虽然年复一年地在外操劳，黑发出门白发回，但他们依然奔波于江湖，不老不休。当事业出现曲折时，不少人一蹶不振，从此销声匿迹，而徽商却百折不挠，愈挫愈奋。据史料记载"徽之俗，一贾不利再贾，再贾不利三贾，三贾不利犹未厌焉"。

（三）审时度势、出奇制胜的竞争精神

市场风云变幻莫测，活跃于市场的徽商在激烈的竞争中，重视商业信息，善于时时细心地预测市场，观察市场去向，分析市场行情，进而根据市场商品种类的盈虚和供求情况，对目标市场进行细分，及时调整经营项目，并且能够因时因地随供求关系的变化而灵活应变。徽商所经营的盐、典、木、茶、粮等行业无不是根据市场行情的变化而随时调整经营策略的。正是由于他们能够随时观察市场，根据市场变化审时度势，因此面对残酷的市场竞争，能够时时走在同行业的前面，继而出奇制胜。

（四）同舟共济、以众帮众的协作精神

"徽州聚族居，最重宗法。"徽州商人的宗族和乡土观念十分浓厚，徽州商帮就是以同族或同乡为纽带组织发展起来的。明末休宁人金声称徽商"一家得业，不独一家食焉而已，其大者能活千家百家，下亦至数十家。"徽商的协作精神不仅表现在一家或同族人中，还表现在一个个商业团体中，即便在整个徽州商帮内部，也能做到同舟共济、以众帮众。遍布各地的同业公所与新安会馆的建立，就突出体现了这种相互帮扶的团队协作精神。徽商这种地域色彩浓厚的集团连锁式经营，极大强化了徽州商帮内部的凝聚力，提高了其市场竞争力。

（五）惠而不费、虽富犹朴的勤俭精神

勤俭节约是中华民族的传统美德。大多数徽商都是从小本起家，省吃俭用，"薄饮食，忍嗜欲，节衣服，与用事童仆同苦乐"，经过一番拼搏奋斗，最后建立自己的基业，成为富商大贾。"致富思源"，他们即便在大富之后，尤为珍惜来之不易的财富，日常生活仍旧保持昔日艰苦朴素的作风。如《三刻拍案惊奇》描写一位在杭州的徽商吴某，家中虽富，"肉却不买四两"，只吃些清汤不见米的稀粥。另如婺源木商李祖圯，虽然经商致富，吃穿却仍如贫困时一般节俭，常穿一布衣，十余年还跟新的似的，一双云履鞋，只在会见客人时穿一下，客人走了便搁置起来。徽商节俭，徽商妇更能节俭，康熙《徽州府志》卷二记述其"居乡数月，不沾鱼肉，日挫针治缝纫绽……徽商能蓄积，不至厄漏者，盖亦由内德矣。"大量徽商在自奉俭约的同时，还以艰苦朴素的勤俭精神教育其子孙，将此种精神代代传承。

（六）慷慨好施、热心公益的奉献精神

徽商作为一个贾而好儒、财力雄厚的商人群体，绝大多数在经商活动中重视人文精

神、讲求理性追求。他们在面对国难民困或天灾人祸时，大多能慷慨解囊，以种种义行回馈社会，为民解难，为国分忧。诸如修桥修路、疏浚河流、兴修水利、赈灾济荒、救困扶贫、修建书院、立义仓、设义学、建义庄、置义冢等等公益事业，徽商无不仗义疏财，热心参与，积极奉献社会。箸岭是歙县与宣州之间的大山，为歙县、休宁、太平、旌德等县通往外地的要道，山路崎岖，极其难行。歙县商人程国光在经商富裕后，为方便乡人出行，不惜重金雇人砍树凿石，铲峰填堑，并从浙江买来经久耐用的石板铺路，倾数十年心力完成了这项艰巨的工程。赈济灾害，徽商更是不遗余力。明崇祯十三年（1640），云间（今属上海）发生灾荒，饥民朝不保夕。歙县粮商吴仰公恰巧载麦千石途经此地，目睹此情此景，立即将船上小麦全部散给饥民，每人一斗，救人无数。诸如此类义举在徽州各县方志《义行》和《孝友》部分有大量记载，可谓举不胜举。这也充分反映了徽商热心公益、回报社会不是一时一地之举，完全是一种自觉的行为与精神升华。

（七）以诚待人，以信接物的诚信精神

诚信是儒家伦理道德规范的核心内容。徽商作为一支贾儒结合型的商帮，"虽为贾者，咸近士风"，诚信经商在徽商中十分普遍。他们认为"惟诚待人，人自怀服；任术御物，物终不亲""人宁贸诈，吾宁贸信，终不以五尺童子而饰价为欺"。因此，他们在经商时，将儒家的伦理道德应用于经商实践，始终恪守以诚待人、以信接物的商业道德，做到了货真价实、量足守信、童叟无欺。如清婺源商人朱文炽贸茶珠江，每当出售的茶叶过期后，总要注明"陈茶"二字，以示不欺。另如胡雪岩在经营胡庆余堂时，告诫属下："凡百贸易均着不得欺字，药业关系性命，尤为万不可欺"，这也是胡庆余堂以"江南药王"饮誉120年的立业之本。

（八）依法经营、讲究信用的契约精神

随着商贸活动的增多与广泛开展，徽州商人逐渐意识到，很多时候仅仅靠道德自律或官府的法规无法使民间社会有序运作。他们认为"空口无凭，立字为据"，无论是土地买卖、分割家产，还是过继子女、合伙经营等，都要立个契约文书。仅就合伙或合资经营而言，他们会事先立下合约，根据入股或投资多少以及各方意愿，在协商一致的基础上签订合约或合同，明确入股或投资人的权利与义务，确定收益共享、风险共担的原则，这无疑是徽商法制观念的集中体现。在徽州，历史上留存下来的契约文书多达二十余万件，其中很多是商业方面的协议合同。契约文书在徽商群体中的普遍使用，不仅表达了徽商在商贸活动中的个体意识、合作意识和权利意识，也是他们超强的法制观念与依法经营的真实写照。

徽商精神还有很多，他们正是凭借着这些精神，从无到有，从小到大，创造了"无徽不成镇"的辉煌成就。徽商精神植根于中国传统文化的土壤之中，又被徽商进一步发扬光大。"徽骆驼"所造就的徽商精神，不仅是徽商的巨大财富，更是徽商留给后人的宝贵精神财富。

┌───┐

思考题

1.试述徽商形成的标志与发展阶段。

2.徽商的经营领域主要有哪些?

3.如何理解"无徽不成镇"的内涵?

4.徽商有哪些区别于其他商帮的典型特色?

5.徽商精神体现在哪些方面?

└───┘

第三章 徽州教育

徽州历史上文风昌盛，是中国古代传统教育极为发达的地区之一。宋元以来，尤其是明清时期，除府（州）学、县学等官学之外，这里书院林立、讲会盛行，义学、塾学遍及城乡，据道光《休宁县志》记载："自井邑田野，以至远山深谷，居民之处，莫不有学、有师、有书史之藏"，形成"十户之村，不废诵读"的崇文重教景象。正是由于教育源远流长、读书风气浓郁、人才辈出，徽州自古享有"东南邹鲁""文献之邦""礼仪之乡"的美誉。

第一节　徽州传统教育发达的原因

徽州传统教育的发达，无疑是多种因素合力作用的结果。究其要者，有以下几个方面。

一、崇儒重教的文化传统

徽州原是山越人的栖息之地，属于闭塞落后的化外之区。东汉末年以后，由于北方战乱频发，中原一带的名家士族不断迁入徽州定居。这些迁居徽州的世家大族，或出身于显宦门第，或出身于儒学世家。他们不仅带来了发达的中原文化，还延承了其宗族崇儒尚教的优良传统，"起学校、习礼容"，用以教化乡里，礼授社会，使徽州逐渐兴起崇文重教的风习，据民国《歙县志》记载："尚武之风显于梁陈，右文之习振于唐宋。"尤其是南宋以后，程朱理学被奉为官方哲学。作为"朱子阙里"的乡人，徽州人视朱熹为荣，以朱熹的言论为圭臬。朱熹的"为学之要在于穷理、穷理之要必在于读书"的思想，为徽州士民所恪守。清雍正年间休宁人吴翟在其所著的《茗洲吴氏家典》中谆谆告诫族人："新安为朱子桑梓之邦，则宜读朱子之书，服朱子之教，秉朱子之礼，以邹鲁之风自待，而以邹鲁之风传之子若孙也。"这一文化渊源进一步强化了徽州崇儒重教的文化传统，朱子之后，办学热潮在徽州民间兴起。正如清代歙县人曹文埴在《重修（婺源）庙学记》中所说："南宋以来，天下郡学莫著于新安。新安之学所以著者，曰朱子故也"。

二、徽商的慷慨捐助

教育作为一种传授知识、技能，培养人的文化活动，在封建时代没有经济上的收益，无法独立地运行，必须有外界的经济投入与支持。明清时期，徽商迅速崛起，并称雄我国商界三百余年。"贾而好儒"的徽商尤其重视读书入仕，对家乡子弟的教育和培养可谓情有独钟。他们凭借其雄厚的财力，多方位、多层次地资助和发展教育事业。徽州各级各类教育机构的创立和维护，都离不开徽商的慷慨捐助。如，歙县棠樾大盐商鲍志道，曾捐三千金修紫阳书院，捐八千金修山间书院。歙县巨商汪兆晁，对义馆无力延师者，每年均捐资数百金。道光八年（1828），徽州墨商胡余德（第二代胡开文）捐银一千余两，支持绩溪著名学者胡培翚在县城创设东山书院。徽商的不吝捐助为徽州教育的发展提供了雄厚的经济基础。正如张海鹏先生所言："在徽州，是教育造就了一支'儒商'，而这支'儒商'在'家业隆起'之后，又以他们的巨额利润反过来资助教育、发展教育。……可以说，没有徽商便没有发达的徽州教育，更没有那斑斓璀璨的徽州文化。"

三、徽州宗族的组织保证

徽州是中国封建社会后期宗族制度最为强固的地区之一，"堪称为正统宗族制度传承的典型"。这些具有深厚传统文化渊源的徽州宗族深知，宗族要想发展壮大，仅仅靠经济的力量是不够的，更为重要的是要确立宗族在政治和学术上的地位。而要确立这种地位，保持科名不绝，只有通过发展儒学教育才能实现。因此，许多强宗巨族都将创设教育机构、扶植宗族子弟业儒，作为族规家训书写于宗谱之中，张贴于祠堂之内，让子孙时刻谨记与世代遵守。如歙县《潭渡孝里黄氏族谱》记载："子姓十五以上，资质颖敏，苦志读书者，众加奖劝，量佐其笔札膏火之费。另设义学，以教宗党贫乏子弟。"另外休宁《茗州吴氏家典》记载："族内子弟有器宇不凡，资禀聪慧而无力从师者，当收而教之。或附之家塾，或助以膏火，培植得一个两个好人作将来楷模，此是族党之望，实祖宗之光，其关系匪小。"另如《明经胡氏龙井派宗谱·祠规》不仅告诫全族："为父兄者，幸有可选子弟，毋令轻易废弃。盖四民之中，士居其首，读书立身胜于他务也"，还具体规定了宗族子弟参加童生试、乡试、会试的资助办法。正是由于徽州宗族对教育在宗族生存、发展和强盛过程中的重大意义有着极为深刻的认识，因此，徽州各级各类传统教育机构，大多是由宗族主持创办及组织管理，从而为徽州教育的发展提供了坚强的组织保证。

四、名儒硕士的参与奉献

在朱熹教育思想的影响和诲人不倦精神的感召下，古徽州涌现许多心甘情愿献身教育的名儒硕士，如宋元时期的程大昌、吴儆、程逢午、胡一桂、胡炳文、陈栎、倪士毅、郑玉、赵汸，明清时期的朱升、汪佑、吴曰慎、施璜、戴震、程瑶田、凌廷堪等。他们除著书立说外，或讲学书院，或潜心训蒙事业，许多人甚至在书院或蒙养教育的岗位上终其一生。此外，他们还在教材和讲义的编写、教学方法的改进、教学内容的选择等方面积极探索、不断创新，积累了丰富的教学经验，形成了颇具特色的教育思想。正是这些淡泊名利的名儒硕士对教育事业的无比热衷，从而为徽州教育的发展提供了质量上的保证。

第二节　徽州教育机构

古代徽州教育，官民结合，机构众多，形式多样，主要有府（州）学、县学、书院、义学、社学、家塾等。

一、徽州的蒙学教育

蒙学是对我国古代幼儿启蒙教育的统称，是我国传统教育的一个重要阶段。与官学和书院发达相适应，徽州的蒙学教育也很繁荣，民间子弟就学者众多。

（一）宋元时期徽州蒙学教育发展情况

1.私办为主、官立为辅的蒙学教育体系形成　唐代以前，正规的小学教育是贵族享有的特权。到了宋代，此种情形有较大改观，政府明令在地方设立小学，并有小学章程出现。如宋神宗熙宁四年（1074），命诸州军设小学教授。宋徽宗崇宁元年（1102），诏令州县设置小学，崇宁五年又下诏令："小学皆隶太学，州合令教授、县合令学长总其事，不可别为一学。"政和四年（1114）颁行小学条例，对地方小学和国子监的内部建置及管理作了具体规定。元朝政府在地方推行小学和社学制度。元世祖至元二十三年（1286）规定：各县所属村庄，每50户为一社，每社设社学一所，请通晓经书者担任老师，农隙让子弟入学。至元二十八年三月，政府又命"江南诸路学及各县学内设立小学"。

现有材料可以佐证宋元政府的上述规定在徽州地区基本得到落实。如据程珌《洺水集》卷11《朱惠州行状》推断，宋高宗绍兴三十一年（1161），六岁的休宁人朱权入小学。据《定宇集·年表》记载，宋理宗宝祐四年（1256），五岁的休宁人陈栎入小学。据弘治《徽州府治》记载，元大德五年（1301），休宁县学进行整葺，其西廊也设有小学。

宋元时期，除官办小学外，徽州地区还有诸多私人创办的蒙学教育组织，从教育者与受教育者两方面看，可分为以下三种类型：其一，由家长对子弟实施教育，又称家塾。据南宋歙县方回《桐江集》记载，他从5岁至17岁就学于其叔父方璟，其兄弟与堂兄弟也一度受教于方璟。其二，延师设馆对子弟实施教育，又称塾馆、塾学、私塾、家塾等。据《新安文献志》记载，南宋程卓之曾祖聘请名儒教育子弟，由其家塾而成名者甚多。其三，由"好义"之士延师教育贫寒之宗族及乡里子弟，又称义学、义塾。义学作为一种捐资助学的教育形式，主要收入来源为氏族祠堂、庙宇地租收入或私人捐资等。其特点是不收学费，家境贫寒子弟亦可入学。据康熙《徽州府志》记载：北宋婺源人汪绍好义乐施，"辟义学教授乡里子弟，名曰四友堂，割田三百亩以充膳费，四方学者踵至"。元末，因战乱，官学不修，徽州义学设置更为普遍。

2.一大批理学名儒热心训蒙事业，并形成"择师教子"的风尚　理学兴起后，徽州涌现出一大批笃信程朱理学的名儒，他们在著书立说、讲学书院的同时，还热心训蒙教育。如休宁县硕儒陈栎，从24岁"馆于江潭"开始，先后坐馆詹溪程氏、里中毕氏、江潭叶氏、蕙口汪氏、珰溪金氏，终身投身于训蒙事业。另如著有《四书辑释》的休宁士儒倪士毅，在黟县教学23年，直至去世。名儒硕士热衷于训蒙事业，保证了宋元时期徽州蒙学教育的较高质量。

许多徽州家庭（宗族）对子弟教育尤为重视，想方设法延请名师训教，久而久之，"择师教子"在徽州形成风尚。如北宋绩溪人胡策不远千里求师教诲其子胡咸；另如元朝歙县士绅洪昹卿听闻婺源胡君默之贤，即将其请到家里，并亲率子侄跟其学习。因此，在徽州，一些声名远播的名师往往被人争相延请，前文所提陈栎即是一例。另如元朝婺源名儒汪会亦被乡里争相延请，令子弟师从其学习。

3.编写大量具有徽州区域特色的童蒙教材　宋元时期，徽州的塾师，特别是一些理学名儒，在从事训蒙教育的过程中，逐渐认识到已有蒙学教材存在许多不足。于是，他们在传统教材的基础上，结合自己的教学实践，编写了一系列符合儿童认知的蒙学教材。据陈栎《定宇集》记载，他在训蒙教育实践中认识到，对于初学者而言，先学传统蒙学教材《四书》中《大学》与《论语》均不适宜，而朱熹的《论语集注》"浑然犹经，初学曹未易悟。"为使儿童易学，陈栎总结数十年的教学经验，先后编写了《论语训蒙口义》《中庸口义》《性理字义》《历代通略》《增广通略》《小学字训注》等蒙学教材。元朝婺源人胡炳文，从培养儿童的伦理道德出发，仿照前代《蒙求》和朱熹《小学·外篇》格式，编写了《纯正蒙求》。理学名家朱升认为，蒙童读书次第，依次为方逢辰的《名物蒙求》、程若庸的《性理字训》、陈栎的《历代蒙求》和黄继善的《史学提要》。为使蒙童更好地理解以上四书的内涵，朱升为之作旁注，这四本小书与朱升作的旁注被称为《小四书》。《小四书》在明代再度被刊行，直到清代仍在使用。

（二）明清时期徽州蒙学教育发展情况

社学、义学、塾学作为明清徽州的初等教育机构，是其时徽州府学、县学和书院教育的前序阶段，在明清徽州整个教育体系中占有重要且基础性的地位，倍受徽州人重视。

1.社学　明洪武八年（1375）朱元璋诏令天下立社学，当年徽州六邑就创立462所社学，其中歙县112所，休宁140所，婺源140所，祁门27所，黟县13所，绩溪30所。此后曾一度废立，明中叶以后徽州社会逐步趋向衰落。清朝建立后，统治者虽屡令恢复明朝的社学制度，并要求地方政府出资支持，然因财力所限，社学始终未能恢复到明初规模。如休宁县，康熙年间仅有社学6所。歙县社学更少，清初仅有3所。社学的特点是以地域为单位，官办民助。社学经费除官方出资以外，更主要的还是靠各乡族捐助。所以社学从形式上看是官办，实际上却是官民结合的办学形式。

2.义学　伴随社学的衰落，民间兴办的义学、私塾取代社学而成为蒙养教育的主体。明清时期，义学有民办和官办两种。民办义学一般由富裕的民间人士置屋、买田、捐资创办。明代，徽州私人创办义学蔚成风气。据康熙《徽州府志》记载，歙县呈坎人罗元孙，曾"构屋数十楹，买田百亩，以设义塾，以惠贫宗"；休宁县商山人吴继良，"尝构义屋数百楹，买义田百亩，建明善书院，设义塾"。清代，私人创办的义学更是遍及徽州城乡。如歙县人洪世沧，捐资二千金投入宗祠，用其利息创设两所义塾。黟县人汪廷兴，曾捐三百白金创立义学。婺源人程耀廷，输田若干亩，倡兴义学，等等。此外，合族、合村集体创建的义学亦有很多。据民国《重修婺源县志》记载，婺源芳溪义学，即是由潘梦庚、潘常采、潘常栈、潘大铺等创始，"太白潘姓合族捐输田租，岁贴束修考费"。婺源碧溪义学，咸丰八年（1858），由"方龙藻、方彬、欧阳阆峰、方邦杰、方锡芬等创始，及合村捐建，并置田租、津贴束修"。徽州官办义学，据现有资料考证，始于清初。据道光《徽州府志·学校》记载，康熙二十二年（1683），黟县于迎霭门外建义学。康熙五十二年，绩溪知县雷恒于城西创建义学；清初，歙县在城内、南乡、北乡各设1所义学；婺源县义学设在环溪。嘉庆以后，徽州官办义学相继废止。

3.塾学　明洪武十三年（1380），朱元璋一度下诏停办社学。于是，徽州乡民各自延师训诲子弟，创设塾学。后来，社学虽又恢复，但徽州民间创设塾学之风并未消减。从设置情况看，徽州私塾形式多样，有一族延师教本族子弟的族塾；有延师择址建馆课一村子弟的村塾；有富家延师来家教授子侄的家塾，亦称"坐馆"；还有塾师在自己家中设馆，或借祠堂、庙宇，或租借他人房屋设馆教授生徒的私塾，又称"学馆"。

明清徽州的塾学与义学已有明确的层次区分，其中，教授初学儿童识字、句读、诵读的称蒙学或蒙馆，其塾师被称之为蒙师、句读师或童子师等；教授具有一定文化积累的士子经解、经义、做八股文的称经馆，其塾师被称之为经师。明清时期，徽州的塾学、义学高度发达，这也为徽州子弟提供了更多的接受教育机会，所谓"十户之村，不废诵读"即是其写照。

目前，由于缺乏材料记载，对于明清徽州塾学的到底有多少所尚无法准确统计。但从民国时期歙县、休宁、祁门、黟县私塾数量统计表（表3-1）可以略见端倪。

表3-1 徽州府属四县私塾数量统计表

县份	私塾数量（所）	具体年份	资料来源
歙县	569	1934 年	《歙县志》，中华书局 1995 年
休宁	306	1929 年	《休宁县志》，安徽教育出版社 1990 年
祁门	200	1931 年	《祁门县志》，安徽人民出版社 1990 年
黟县	143	1928 年	《黟县志》，光明日报出版社 1989 年

表3-1是1905年科举制度废除与1910年《改良私塾章程》颁行以后，徽州4县私塾数量统计数字，共计1218所。此时，徽州商业经济已全面走向衰落。由此可以判断，明清时期徽州私塾数量必然远高于此，因此方志中记载的明清徽州村（族）必有学、家（族）必有塾，实非夸赞之词。

二、府（州）学、县学

府（州）学、县学是官办教育机构。其特点是教官由朝廷委派，以培养科举人才为宗旨，教学内容主要是服务于科举的四书五经，它是读书人进身的必经之阶，在徽州极受人们重视。由于受地理条件的影响，徽州官学开发较晚。据考证，始建于唐代的歙州州学是徽州最早的地方官学。

宋代以来，因应科举及传播朱子理学的需要，徽州官学发展极为迅速。据史料记载，宋初，徽州即有官办学校——徽州州学的设置，此后，校址屡有变迁。宣和年间，方腊起义，徽州州学被焚毁。南宋绍兴十一年（1141），徽州州学按"左庙右学"规制进行复制。南宋德祐元年（1275），元兵南下，徽州州学"撤毁几半"。元初，徽州州学生徒解散。至元十五年（1278），学舍恢复后，又陆续进行修葺与增置。元顺帝至正十二年（1352），徽州州学因战乱再度被毁，仅存大成殿。

宋代，徽州州学置教授、学正、学录、直学各1员；元代，增设训导1员。学官"初由州府选聘，以请于朝。后太学立三舍法，试可乃授，间命近臣荐举充之"。据《徽州府志》记载，"生徒来学，不限多寡"，无定额。徽州州学经费主要来自学田收入。从宋初至元初，徽州州学"增置田、地、山共一十八顷八十八亩有奇，岁之入八百余石"，明显高于熙宁四年（1071）朝廷规定的"州给田十顷为粮"的标准。除学田收入外，还有房、土、山的租赁费用，按元代中统钞五贯为锭，共计钞八锭二十三两六钱四分。这些收入主要用于"教官、师生廪禄，及耆儒之养、百需之供"。

除州（路）学外，徽州六县县学亦相继设立。歙县县学始建于南唐保大八年（950）。宋初，歙县为徽州州治所在县，县学附于州学，不再另立。淳祐十年（1250），歙县县学重建。元代相沿其制。黟县县学建于宋初，祁门县学建于宋端拱年间（988—989），休宁、婺源县最迟于宋庆历年间（1041—1048）置学，绩溪县亦于宋代建学。至正十二年（1352），徽属六县县学因战乱被毁。

宋代，徽属六邑县学置主学、直学、学长、学谕、学宾、斋谕各1人，元置学正。生徒来学，亦不限多寡，无定额。各县县学拥有的学田数量不等，如绩溪县学，淳熙十五年（1188），知县叶楠为其"买田三十六亩以养士"；黟县县学，端平（1234—1236）初年，知县舒泳"籍绝户田于学以养士，为亩二十"；歙县县学于淳祐十年再建时，州守谢堂为其"置田二顷有奇"。

明洪武二年，朱元璋颁布了一道建学校的诏书。诏书颁布后，因元末战乱被毁的徽州官学重建。明清时期，徽州官学经历多次重修、扩建，基本保持着稳定繁荣的局面。据道光《徽州府志》记载，从明洪武初年至清嘉庆年间，徽州府学较大规模的重修和扩建约有20次，歙县县学19次，休宁县学45次，婺源县学47次，祁门县学24次，黟县县学19次，绩溪县学27次。其中，较大规模的修葺、重建、扩建之费，主要来自于绅士和义民的捐输，这也是徽州官学能够保持繁荣稳定的重要原因之一。诚如清代大学士、歙县人曹振镛在《鲍氏重修府学记》中记载："新安于宋太师徽国文公为桑梓地，文公之化衣被天下，自宋元明迄今数百年，江以南士之私淑文公，能于学校中自表见者，必推我新安。"

明清时期，徽州官学的学官设置、生徒名额以及日常管理等均依朝廷规制。明代，徽州府学设教授1人，训导4员，生徒数额，洪武初额定40人，后又陆续有增额。清代，设教授、训导各1人，生徒分类定额，其中，廪膳生员40人，增广生员40人，附学生员每三年经学政岁、科两试后从六邑县学选拔25人，武生经岁、科考试后从六邑县学选拔20人。

明代，徽州各县学设教谕1员、训导2员，清代设教谕、训导各2员，其生徒定额大致相同。如清代，各县县学各有廪膳生员20名、增广生员20名，只是附学生员和武生人数略有差异，其中，歙县、休宁、婺源、黟县县学每次招收附学生员20人、武生15名，而祁门、绩溪县县学每次招收附学生员16名、武生12名。

明清时期，徽州官学对生徒的日常管理先后依照洪武八年（1375）颁布的《卧碑禁例》、顺治九年（1652）颁布的《训士卧碑文》、康熙二十三年（1684）颁布的《御制学校论》、康熙四十一年（1702）颁布的《御制训饬士子文》为准绳开展，具体包括严禁生徒过问政治、无条件地尊师勤学、严考德行和课业等。

明清时期，官学教育与科举取士、铨选授官紧密结合。据《明史·选举志》记载："科举必由学校""中外文臣皆由科举而进，非科举毋得与官。"徽州官学均建有尊经阁，藏御纂或钦定的经书、史籍、典章，作为教学和学习的法定教材。官学教育完全围绕科举而展开，失去了其应有的教育功能。

三、书院

书院，又称书屋、精舍、学馆，是我国封建社会特有的一种教育组织形式，其特点在于它是既独立于官学之外的学校制度，又是与教育密切结合的学术研究机构。书院形成于唐、五代，发展于宋、元，兴盛于明、清，前后存在了一千多年。自宋代以来，文人创办书院的风气盛行，至明清尤盛。书院数量的多少也成为考量宋代以后区域教育发展程度与学术发展水平的重要标准之一。

徽州是我国古代书院教育最为发达的地区之一。自北宋景德四年（1007）绩溪人胡忠创办徽州历史上最早的书院——桂枝书院始，至清末光绪二十七年（1901）废书院改学堂止，徽州书院以其别开生面的教育形式，遥领风气的创新精神，教书育人，创立了我国古代一种独特的教育制度。

（一）书院类型

书院分官办、民办两种。建置者多为名宗大族、富商巨贾，亦有学者名流、府守县令。宋元时期，徽州书院就很发达，据学者不完全统计，这一时期，徽州共有书院（包括精舍、书堂等）42所，其中，宋代所建18所（北宋4所，南宋14所），元代所建24所，分别占全国书院总数的4.5%与8.5%，显然处于全国领先地位。据李国钧《中国书院史》研究："书院的兴起和理学发展曾经结下了不解之缘，有着相互推动、互为因果的血肉联系"。理学家为传播其思想，创办书院或讲学于学院，从而促进了书院的兴盛；书院的讲学与学术研究活动反过来又促进了理学的进一步发展。徽州是程朱理学的故乡，自从朱熹于南宋淳熙三年（1176）第二次回故乡婺源省墓并讲学于乡里之后，尤其是南宋理宗后朱子学正统地位的确立，徽州出现了一大批"笃志朱子之学"的名儒硕士，并形成了颇有影响的"新安理学"派别。新安理学家以朱子之学的卫道者自居，并以阐发、传播朱子之学为己任。他们创办书院，或主持书院讲学，将书院作为研究与传播程朱理学的重要阵地，从而推动了徽州书院的发展兴盛。

明清时期，随着徽州学术的繁荣和徽商的兴起，徽州书院更是如雨后春笋般地建立起来，据道光《徽州府志》记载，明末即有"天下书院最盛者，无过东林、江右、关中、徽州"之说，徽州成为驰名全国的书院教育发达地区。据研究者统计，明清时期徽州共有书院93所，其中明清所建者78所（不包括对前代书院的重建）。这一时期的徽州书院包括民办与官办两种类型，其中尤以民办为多。而民办书院又有个人独创、一族合创和数姓共创三种形式。

从生员角度看，徽州书院大致分为四种类型：第一类书院的招生被纳入官学化的轨道，其生员主要从六县县学中选拔，为一府"俊秀者"之讲学会文之所。府属紫阳书院与古紫阳书院即属于此类，据道光《徽州府志》记载：古紫阳书院"肄业正额生监八十人，童生四十人""凡肄业者，由学政于六县生童中挑送，有余缺以文高试前列者补"。第二类书院"聚一邑之秀良于其中"，为一县"俊秀者"之讲学会文之所。如休宁的还古书院、歙县的问政书院、祁门的东山书院等皆属此类。第三类书院主要是延聘名师"教乡之俊秀者"，为一乡或一族"俊秀者"之讲学会文之所。大部分的宗族书院和乡里书院均属于此种类型。第四类为义学性质的书院。此类书院与宗族密切结合，专收族中子弟，如婺源的太白精舍即是由潘氏全族置义田百亩而建，以帮助族中家境贫寒的子弟入学。

就徽州古书院来说，饮誉扬名的主要有歙县紫阳书院及崇正书院、雄村竹山书院、休宁县还古书院及海阳书院、婺源县明经书院、绩溪县东麓书院、黟县碧阳书院、祁门县梧冈书院及东山书院等。其中，歙县紫阳书院为古代徽州存续历史最悠久、建制规模最大、培养人才最多的书院。该书院以朱子之学为宗，以朱熹制定的《白鹿洞书院学规》为纲，以讲学与道德修养为主，为正宗的朱学。

（二）书院的教学特色

徽州古书院具有私人讲学的性质，受官方控制不严，加之师生以研讨学术为目标，受科举影响较小，所以与官学、私学均有不同。归纳起来，徽州书院主要有以下几个教学特色。

1.书院既是教育教学之地，又是学术研究之地，实行教学与研究相结合，这是徽州书院的一个显著特色　徽州著名的书院差不多都是当时教育活动的中心和著名学者进行学术活动的中心。如前所述，徽州书院的兴盛同新安理学的发展关系密切。许多徽州学者是研究程朱理学的，当时程朱理学的著名学者几乎都是书院的主持人或主讲，程朱理学因此也成为书院教育教学的基本内容。到了清代，徽州出现了一批致力于经史研究的"汉学家"，他们专重经学训诂与考证，于是又涌现出许多重经学训诂的书院。如婺源明经书院，著名汉学家江永、戴震等先后在其中讲学并从事研究。

徽州书院的创建者或主持人多是闻名一方的学者，他们不仅负责书院的组织管理，还承担学术研究和教学主讲任务。如歙县紫阳书院历任山长汪一龙、曹泾、程逢午、程大年、张斑、唐仲实、姚鼐、施闰章、凌廷堪、汪龙等，均是其时著名学者。另如，湛若水讲学于歙县斗山书院、休宁天泉书院与婺源福山书院；赵汸讲学于婺源朗山书院；汪应蛟、余懋衡讲学于婺源紫阳书院；赵继序、祝世禄讲学于休宁还古书院；程童、施璜、吴曰慎讲学于歙县紫阳书院等。这些著名学者将讲学活动与学术研究相结合，讲学内容就是其研究成果，许多人的研究成果也是在讲学过程中铸就的。

2.徽州书院盛行"讲会"制度，允许不同学派进行会讲，开展论辩，鼓励师生之间、生生之间交流切磋，呈现出繁盛的学术争鸣景象　有学者指出，讲会制度是指古代同一书院内部、不同书院之间、书院与地方之间以"讲会"为平台，以学术论辩式的会讲活动为特色，以推动书院和学术一体繁荣为目标而形成的一系列规范体系，具体表现在对讲会的周期、会主的学术水平、会讲的内容形式、参与的对象范围等方面的规范要求。明清徽州书院讲学风气盛行，如歙县的紫阳书院、斗山书院、崇正书院，休宁的天泉书院、还古书院、率溪书院，婺源的福山书院、明经书院，黟县的中天书院，祁门的东山书院，绩溪的太平山房等书院都大兴此道。这些书院的主讲都是先标出自己的"话头"（宗旨），然后开讲。王守仁、湛若水及其门徒的讲学活动，对徽州书院讲学制度的发展起到了重要的推动作用。王守仁提倡"心学"，其弟子各从不同角度讲解"致良知"，不仅使其学说在徽州广为流行，书院的讲学之风也为之大开。湛若水在徽州各地建书院讲学，其弟子也是随处建书院，日日讲学以驳斥王守仁的学说。据《明史·湛若水传》记载："若水初与守仁同讲学，后各立宗旨，……一时学者遂分王、湛之学。"学者们虽然学术主张不同，但往返辩论不绝。如休宁还古书院是阳明学派活动的中心，万历至崇祯年间，王派学者曾多次在此举行盛大讲会，每会会期10天，当时湛若水的门人每次都前去听课，并与王派学者展开论辩。其他一些书院亦是如此，主讲在讲学时欢迎他人质疑问难，进行辩论。

徽州书院的讲会已形成一套完整的制度和严密的组织，有明确的宗旨，详细的规约，隆重的仪式，以及固定的会期与程序等。如歙县紫阳书院《崇实会约》规定：会有统，会有期，会有仪，会有图，会有辅，会有指，会有录，会有序，会有论，会有程，会有章，会有戒，共12条，从形式到内容都有规范化的要求。其中，"会有戒"条要求：学贵下，傲心宜戒；中贵虚，满心宜戒；功贵恒，怠心宜戒；入贵巽，躁心宜戒；养贵静，荡心宜戒；应贵直，机心宜戒；器贵宏，褊心宜戒；欲贵寡，贪心宜戒；用贵节，侈心宜戒；识贵超，习心宜戒。此外，紫阳书院还先后制订了《紫阳讲堂会约》《紫阳规约》等讲会规制，就讲会的宗旨与目的、入会者的资格与要求、讲会的组织与会期、讲会的礼仪与制度、讲会的内容与记录等都有明确规定。

徽州书院的"讲会"制度，最初只是书院内部的一种教学形式，后逐渐扩展为社会的学术聚会。除书院师生外，许多名师不远千里来赴讲会，一般民众也可以参加或旁听。如歙县紫阳书院的讲会，由六邑轮流延请名师主讲，每讲有一个中心；讲会分为邑会、郡会、四郡大会三种；邑会每季举行一次，郡会每年举行一次，四郡大会每年暮春轮流在四郡之一举行。徽州书院的"讲会"实际上已成为一种地区性的学术集会。讲会多由书院负责组织和主持，书院作为一个地区的学术活动中心，不仅通过讲会丰富了教学内容，活跃了学术气氛，提高了教学水平，同时还扩大了书院的影响，提高了书院的社会地位，为当地的学术发展做出了积极贡献。尤其是参加讲会的学生，开阔了视野，增强了学习兴趣，提高了学习积极性，对于人才培养颇有裨益。

3.徽州书院的教学实行对外开放，不受地域限制 书院与书院之间虽为学有异，但却互通声气，相互讲学辩难。某所书院有知名学者讲学，对于前来听讲的其他书院师生都给予周到的安排。南宋时期，朱熹在歙县天宁山房讲授理学，许多六邑之士慕名前来听讲。明代祝世禄、邵庶在休宁还古书院讲授"心学"，四方士人跋山涉水前来学习聆听。书院的上述做法，打破了院内与地域限制，通过广泛深入的交流切磋，学术研究水平整体获得提升。

4.徽州书院通常采用自学钻研、相互问答与集中讲解相结合的教学方法，特别注重培养学生的自学能力，提高学生的学习兴趣 徽州书院教学一般不采取先生讲、学生听的教学方式，而是以学生个人读书钻研为主，教师予以指导和有针对性的讲解释疑。许多在书院讲学的名师为了更好地指导学生读书，往往将自身治学经验概括为读书的原则或程序，指导学生应读什么书，哪些先读，哪些后读，哪些精读，哪些泛读，以及如何提高学习效率等。如邹守益、王畿根据其师王守仁的教学经验，在歙县斗山书院讲学时，把课程分为三类：诗歌、习礼、读书；每天课程包括考德、背书诵书、习礼或作课艺（应科文章）、诵书读书、诗歌等五节，旨在指导学生自学读书。徽州书院还特别强调学生做读书日记。如歙县紫阳书院要求学生在听讲时，"各备日录一本，记日行何事，接何人，存何念，读何书，吐何论。须忠实记载，于下次会讲时交到讲会"，以便"查实录，定赏罚，登记考核成绩"。这些方法在激发学生内在学习动机、启发学生积极思考、提升学生自学与治学能力等方面发挥了重要作用。

书院作为封建社会以民间创立为主的一种特有的教育组织和学术机构，相对于官学、社学和私塾而言，其对徽州文化发展产生了深远的影响，不仅培养了大量人才、深化了学术研究，还保存了大量的文献。据《婺源县志》记载，仅婺源一县，宋元明清时期，即有文献2180多部。如此宏富的文献，除一部分为徽州藏书家收藏外，有相当一部分藏在六邑各书院。

在教学内容上，徽州教育除了以科举为目标的儒学教育外，许多还包括以程朱理学为核心的道德教育，以及具有徽州地域特色、实用的职业教育内容。如徽州是明代珠算大师程大位的故乡，而徽州人又有经商的习俗和传统，故珠算教育在徽州深受欢迎；再如新安医学源远流长，影响极大，许多先生在教学时，往往有针对性地教授一些医药知识等。

第三节 徽州科举

我国从隋唐开始的科举取士制度，使读书入仕成为社会普遍的价值取向，"儒风独茂"的徽州更不例外。唐宋以来，徽州儒学兴盛，教育昌达，越来越多的徽州人借助科举取士这条道路得以跻身进阶、入仕为官，从而创造了中国古代科举史上的一个奇迹。

一、科举盛况

在徽州，中进士者，唐、五代共计14名；宋、明、清三代，共计2086人，具体详见表3-2。

表3-2 宋明清徽州各县进士人数统计表

县名	北宋	南宋	明	清	小计
歙县	47	83	209	413	752
休宁	16	138	85	216	455
婺源	96	193	116	86	491
祁门	26	52	56	13	147
黟县	38	48	14	23	123
绩溪	19	14	28	44	105
县份不明	5	8			13
总计	247	536	508	795	2086

备注：明清徽州各县进士数量包括文进士与武进士。

中状元者，从南唐歙县人舒雅成为古歙（徽）州第一位状元始，前后计31位，占全国历代选拔的800多位状元总数的近1/40。仅清代，本籍状元4人，寄籍状元15人，共计19人，占全国状元总数的16.96%，仅次于苏州府，位列全国第二。若以县计，休宁县出状元13人，则远远超过吴县的4人，居全国第一。由于科名极盛，古徽州历史上流传着许多科举佳话，如"连科三殿撰，十里四翰林""兄弟九进士、四尚书者，一榜十九进士者""一门八进士，两朝十举人""一科同郡两元""父子尚书""同胞翰林"等，这些佳话也是古徽州教育发达、科举事业兴盛、人才名流辈出的写照。

二、科举名人

科举是中国封建朝廷以八股取士的一种特殊制度，虽有维护封建统治、控制思想教育的功能，但对于促进文化教育的发展以及培植、选拔各科人才起过重要作用。在徽州历代进士、状元中，涌现出许多杰出人物，如歙县进士许国是明代嘉靖、隆庆、万历三朝重臣，一生政绩卓著，为官清明；休宁进士程敏政是明代闻名遐迩的文学家，其编辑的《新安文献志》颇具历史价值；清代歙县进士曹文埴担任户部尚书多年，为《四库全书》总裁官之一，以办事干练、不徇私情闻名；清代歙县进士曹振镛（曹文埴之子）与状元潘世恩均官至相国；清代休宁状元毕沅多才多艺，既是诗人、书法家，又是著名的吴派大学者；歙县状元洪钧既是清末外交家，又是杰出的史地学家和电信发明家；清代休宁三壮元戴有祺、汪绎、汪应铨则是著名的诗人、书画家；清代歙县状元金榜与同进士出身戴震为著名的经学家；清代进士王茂荫是著名的经济学家，也是马克思在《资本论》中唯一提到的中国人。

发达的徽州教育，不仅为封建国家培养了一大批治国安邦的人才，而且对提高徽州人的文化素养、形成独树一帜的徽州文化、促进商业的发展都起到了不可磨灭的作用。

思考题

1.试析徽州传统教育昌达的原因。

2.古徽州有哪些教育机构？

3.古徽州书院在教学方面有哪些特色？对于我们今天的教学有何借鉴意义？

第四章 徽派建筑

徽派建筑是中国封建社会后期成熟的古建筑流派之一，融古朴、典雅、富丽于一休。它集徽州山川风景之灵气，融文化风俗之精华，在村落的选址、布局、造型、结构、功能、装饰等方面都充分反映了徽州的山水特征、风水意愿与地域美饰倾向，具有重要的历史、艺术、观赏与实用价值。其工艺特征与造型风格尤以民居、祠堂和牌坊最为典型，被誉为"徽州古建筑三绝"，为中外建筑界所瞩目。

第一节 徽派建筑的历史成因

徽派建筑作为一种极具地域特色的文化现象，备受世人关注。在其形成发展过程中，深受徽州独特的历史地理环境和人文理念影响，拥有高超的建造技艺与浓厚的文化内涵。

一、自然环境的影响

徽州属原始"江南古陆"的一部分，群山环绕，川谷崎岖，山多地少，故有"七山一水一分田，一分道路和庄园"的说法。这种特殊的山水意境，使得徽州村落民居，大都以天然山水为依托。民俗认为"山厚人肥，山清水秀，山驻人宁"，山与水自然成了村落选址的重要素。综合山水两方面的因素，枕山、环水、面屏、朝阳，成了最理想的人居环境。类似这样的"风水宝地"，在徽州随处可觅。得益于大自然的造化，徽州先人在村落选址与民居择基时，均依据背山面水这一理想模式择地而建。因此，背山面水也成了徽州村落的最基本格局。此外，徽州地区山多林密，森林覆盖率高，充裕、廉价、优质的木材决定了徽州房屋建筑多为木质结构；山间所产的优质石料则被广泛应用于桥梁、牌坊与民居装饰等。

二、历史渊源

从历史渊源看，徽州原为古越人的聚居地，为适应山区生活，其居住形式多为"干栏式"建筑，即修建时先用石块安好基脚，以杉树原木为立栏，用枋条穿拉起来，形成离地五六尺高的底架，在底架上铺以宽厚的木楼板，然后在其上以竹木为骨架，用茅草盖顶建房屋，全为木结构，一般有正房三间加两头偏厢，外走廊围以木栏，下层堆放农具、畜养牲畜，上层住人。这种干栏式高脚建筑的优点是下部开放，空气流通，兼具防潮、防洪、防野兽等多种生活实用功能，契合了徽州古土著山越先民的生活需求。

东晋以后，大批迁居徽州的中原士族带来了先进的中原文化和北方的建筑模式，其在与山越文化的融合过程中，逐渐形成了独具特色的徽派建筑风格。唐初，徽州隶属江南西道。据《新唐书·韦丹传》记载，时任江南西道观察使的韦丹发现当地居民不知道建造瓦房，用草盖顶，用竹子做椽，时间一长干燥了，很容易被烧毁。韦丹征召工匠并教他们制作陶器。居民能建造瓦屋的，向官府购买木材和瓦，免除他们一半赋税，缓收其债务。逃离本境未返回者，官府替他们盖房子。贫穷而盖不起房屋者，救济其财物。在韦丹的优惠政策与劝导督促下，砖木结构的瓦屋在徽州民间得到推广。南方山区气候潮湿，为防止瘴疬之气，早期的徽派建筑在楼层设计上保留了"干栏式"的建筑格局，一楼不住人或住仆人，主人全家居住在二楼。到了明代，徽派民居逐渐形成固定的地域风格，其典型特色就是"楼上厅"，楼下低矮简洁，栏栅外露甚至不加修饰；楼上宽敞，方砖铺地，望砖蒙顶，是人们日常活动休憩之处，因为开阔，俗称"跑马楼"。清代以后，随着地理环境和社会的进步，"楼上厅"慢慢消失，一楼成为人们的主要活动中心。纵观历史，徽派建筑风格的形成，既是中原文化与土著文化交融的产物，也是古代劳动人民对生存环境逐渐适应与改造的结果。

三、徽商崛起的影响

明朝中叶以后，徽商崛起，雄踞中国商界。对于聚族而居、宗族观念极强的徽州人来说，叶落归根也是必然的选择。民国《歙县志》记载："商人致富后，即回家修祠堂，建园第，重楼宏丽。"致富后的徽州商人，为了满足家里妻儿老小以及自己晚年养老所需，大多数都会将大量资金输送回故里，其中重要的一项便是对建筑的投入。他们修祠堂、建宅第、造园林、立牌坊、架桥梁、盖路亭，给徽州的乡村面貌带来了巨大变化。

在徽商势力最强盛的明代，政府在住宅规模上有严格规定：一品二品厅堂五间九架，三品至五品厅堂五间七架，六品至九品厅堂三间七架，庶民庐舍不过三间五架，不许用斗拱，饰彩色。徽商的政治地位制约了徽州民居的建筑规模。商人虽然有钱，但是社会地位较低，属于庶民之列，按规定住宅不能超过三间五架，不能用斗拱、彩绘装饰。受封建礼法、土地面积及聚族而居等因素的制约，徽州民居的建筑规模通常较小。于是，富商巨贾便将财力聚焦于房屋的装饰方面，在粉墙黛瓦的外观里面，处处可见精美且文化内涵丰富的砖雕、木雕、石雕。

在徽派建筑的形成过程中，"贾而好儒"的徽商扮演了重要角色，是他们用自己的财力克服了种种不利，利用各种有利条件建造出古朴典雅的徽州民居。同时，他们还将自己的学识修养、思想理念、生活态度、社会地位等融入建筑之中，使徽州建筑工艺与文化内涵达到了一个新的水平。

第二节　徽派建筑的布局与结构

徽派建筑的风格特色主要体现在村落的民居建筑上，其整体布局、外观造型与内部结构都集中反映了徽州的山地特征、文化气息和地域美饰倾向。

一、徽派建筑的整体布局

古徽州境内散落着无数具有鲜明地域特色的聚族而居的古村落群。这种村落格局也是中国传统宗族制度与文化理念的彰显与诠释。据光绪《石埭桂氏宗谱》记载："每逾一岭，进一溪，其中烟火万家、鸡犬相闻者，皆巨族大家之所居也。"在徽州，聚族而居是一种普遍的习俗。近代诗人陈去病在其《五石脂》一书中说："徽州多大姓，莫不聚族而居。"在徽州的低山丘陵地区，新安江谷地径自向着东西方向绵延伸展，包括歙县、休宁和绩溪的各一部分，面积超过100平方千米。这里土层深厚，阡陌纵横，鸡犬相闻，缭绕着久久不散的烟火。徽州的许多大姓望族，都居住在这一带，一村一姓，呈现出井然的次序感和等级特征，并使围绕血脉的居住方式世代相承。比如歙县篁墩为程氏世居，棠樾为鲍氏世居，唐模为许氏世居，江村为江氏世居，潭渡为黄氏世居，黟县西递为胡氏世居，屏山为舒氏世居，绩溪上庄为胡氏世居……这些都是我们今天称之为"屯溪盆地"上的有名宗族。

徽州民居成集团性分布，多围绕宗祠或家祠而建。在徽州的众多村落中，耸然高出民居的最雄伟宏丽的建筑就是宗祠。据民国《歙县志》记载："邑俗旧重宗法，姓各有祠，分支派别，复为支祠。"宗祠是全宗族或宗族中部分成员共同拥有的建筑，具有重要的社会意义。同时，它又是敬奉祖先牌位的地方，是祖先魂魄的依归之所，具有宗教性和神圣性。所以，与一般的民居相比较，宗祠建造得相对宏大壮观，既满足了宗族全体成员举行祭祖仪式的需要，又令人产生一种肃穆和敬畏之感。一些名宗右族，往往建有几座甚至几十座祠堂。徽州祠堂连云，远近相望，是徽派建筑一个重要而独特的现象。唐宋以来，徽州兴建的大大小小祠堂约6000多座，今天大部分都已倒塌。现存比较知名的有呈坎的宝纶阁，龙川的胡氏宗祠，西递的明经祠、敬爱堂，南屏的古祠堂群，唐模的许氏宗祠，以及徽州独一无二的女祠——棠樾鲍氏清懿堂，等等。

徽州宗祠大多是三进，第一进称"仪门"，或曰"大门""大厅""过厅"，第二进称"享堂"，第三进称"寝"。享堂是进行祭祖活动和举行祭祀仪式的地方，是由古代的"庙"发展演变而来。徽州宗族祠堂里供奉的祖先神主，一般都以尊卑为依据，分为两大类：一类属于尊者，包括始祖、创建宗族时的数代祖先和有功有德的祖先神主，这些"神主"永世不迁，永世不祧，也就是说，永远供奉在寝室的神龛之内，永远享受后代子孙的祭礼和血食。一类属于卑者，即指一般没有什么功德的祖先神主，这些神主"五世则迁"，也就是说，玄孙死绝，高祖的神主就要从宗祠里迁走。古人认为，五服以内为亲，五服以外为亲尽。一般无功无德祖先的神主，亲尽之后，不再继续供奉于神龛之中。

此外，每个村落中还设有代表封建社会礼教制度和观念意识的公共性建筑，如传播传统文化和封建礼教的书院，用以演戏和举行典礼仪式的戏台，旌表家族先人功绩和荣耀的牌坊，供奉儒、释、道各类神仙的寺庙，用于镇风水的宝塔等。

在徽州，牌坊是与民居、祠堂并存的古建筑，共同构成徽州独具一格的人文景观。徽州牌坊的种类很多，有功名坊、孝义坊、科第坊、百岁坊，当然，还有很多贞节牌坊。牌坊起源于汉，成熟于唐宋，清代达到顶峰。牌坊作为封建伦理道德的物化象征，被广泛应用于宫殿、庙宇、陵墓和都城主要街道的起点、交叉点以及桥梁等处，用于旌表功德、标榜荣耀，是一种纪念碑式的建筑，被海外称为中国的凯旋门。

徽州牌坊中最杰出的代表为位于歙县城中心的"大学士牌坊"，又称"许国牌坊"。坊主许国于嘉靖四十四年（1565）中进士，从此步入仕途，万历十一年，以礼部尚书兼东阁大学士入阁，加封太子太保，授文渊阁大学士，次年九月，又晋太保，授武英殿大学士。明万历十二年（1584），许国在家乡修建了这座石坊。一般纪念性牌坊均是坊主逝世后建造，唯独许国牌坊是在其生前建造的，这在数千年封建社会史和中国牌坊史上也是绝无仅有的，此为许国牌坊第一绝。该牌坊为四柱三楼冲天柱的石坊模式，四面八柱，平面呈11.54米×6.77米的长方形，高11.4米，俗称"八脚牌坊"，如此形制的组合牌坊在华夏大地上绝无仅有，此为许国牌坊第二绝。牌坊前后两面的顶层和侧面的第三层正中镶嵌着双龙盘边的匾额，上面书写"恩荣"两字，表明皇帝赐予的恩典和荣光。底层四面额枋镌刻"大学士"三个大字，下书"少保兼太子太保礼部尚书武英殿大学士许国"。二层书"先学后臣""上台元老"，以表彰许国的学问与地位。石坊上的题字为馆阁体，相传出自明代大书画家董其昌之手，石刻技艺使其书法更显遒劲、端庄，力透石背，此为许国牌坊第三绝。

明清时代的徽州，为扬名仕途者建立了很多石坊，许国牌坊仅是其中的一座。这些牌坊实际上也是一座座"科举纪念碑"，它们象征着官本位的封建社会读书入仕者的崇高地位以及金榜题名为家族带来的无上荣光。

徽州现存牌坊中另一处著名的牌坊为歙县棠樾牌坊，它是由明清时代的七座牌坊组成的牌坊群，属于居住于当地的鲍氏。自西至东，依次为鲍灿孝行坊、慈孝里坊、鲍文龄妻节孝坊、鲍漱芳父子乐善好施坊、鲍文渊继妻节孝坊、鲍逢昌孝子坊、鲍象贤尚书坊。七座牌坊中，鲍灿坊、慈孝里坊、鲍象贤尚书坊三座建于明代，另外四座建于清代。鲍氏在徽州是一个古老的宗族，始祖为西晋时的鲍伸，于太康年间镇守新安，其家族也由青州迁居于此。《新安大族志》和《新安名族志》都将鲍氏列为徽州第二大姓，仅次于程氏。鲍氏家族在科举方面并无成就，但在经商方面颇为成功。棠樾牌坊群，不仅体现了程朱理学"忠、孝、节、义"的伦理道德，同时亦是徽商纵横商界三百余年的重要见证。每一座牌坊都有一段情感交织的动人故事。乾隆皇帝下江南的时候，特地为鲍氏宗祠写下"慈孝天下无双里，锦绣江南第一乡"的对联，以示对鲍氏家族忠孝节义的褒奖。

在徽州，最多的还是贞节牌坊。徽州是个高移民输出的地区，根据徽州俗例，男子最迟到16岁就要外出学徒、经商，因此早婚现象在徽州较为普遍，十二三岁完婚者比比皆是，难怪当地有"歙南太荒唐，十三爹来十四娘"的俗谚。男子外出后，有时几年、十几年甚至几十年才能还乡，留下妻子在家乡照顾父母儿女。一位方姓徽商曾作过这样一首《新安竹枝词》。

> 健妇持家身作客，黑头直到白头回。
> 儿孙长大不相识，反问老翁何处来。

这种情况在徽州极为普遍。理学家们宣扬"饿死事小，失节事大"的贞节观念，用以约束女子行为，维护男子大量外出经商的徽州后方稳定。在许多徽商家庭中，婆媳、母女、妯娌、姐妹们相依为命，默默奉献，共守贞节寂寞。当然，也有一些妇女最后等到的只是一纸唁文，较为剧烈者就作了节妇烈女。贞节烈妇又可分为贞、节、烈三类：女子品行端正，未嫁而能守，谓之贞；已嫁女子从一而终，夫死而不再嫁，谓之节；遭遇强暴凌辱而以死相拒，或夫死而自殉，谓之烈。在中国正史中，一般都有《烈女传》，所记"多取患难颠沛、杀身殉义之事"。在理学渊源之地的徽州，对贞节烈的提倡尤甚于其他地区，成为压迫女性的大山。据记载，明清两代，仅歙县一邑就拥有贞节烈女性8606人。因此，贞节牌坊在徽州随处可见，仅一条小小的斗山街，就三步一座，五步一座，一连有好几座贞节牌坊。位于歙县新安街的贞节砖坊是徽州最晚的一座牌坊。该牌坊建于光绪三十一年（1905），用一块块小青砖砌成，三间三楼，宽、高约六米，厚不到一米，没有精雕细刻，甚为简陋。在其额枋石条上书写着"徽州府属孝贞烈节六万五千零七十八名"的字样，是整个徽州府有记载的孝贞烈节女性的群体祭碑。这些悲凉寂寞屹立于街头巷尾、田间溪头的贞节牌坊也是无数徽州女性用血泪与生命铸就的。

二、徽派民居的外观造型

徽州民居的外观造型简洁、装饰适度；黑瓦白墙，典雅大方；高墙封闭，马头翘角，轮廓线高矮相间、错落有致。繁与简的比衬，黑与白的搭配，实用与美观的结合，在徽州得到了经典的演绎。

徽州民居外部为砖砌高墙，大面积为白色的墙体，只在入户的门楼、门套、门楣以及院墙的漏窗等处饰以小面积的砖雕或石雕。这些砖雕和石雕大都精雕细刻，与洁净朴素的墙体形成鲜明对比，以繁衬简，使整个外观看上去朴素而不寒俭，精美而不繁缛。这与中国山水画所主张的"疏可跑马，密不透风"的构图风格有着异曲同工之妙。

徽州民居建筑材料颜色清淡素雅，清一色的黑瓦、白墙、灰砖。徽州人采用这种黑、白、灰的色彩搭配，一种解释是对皇室专用的金碧辉煌装饰的避讳，另一种解释是表示自己建屋筑宅的资金非常洁净，没有任何不义之财。除此之外，这种中性色彩的构成，往往体现了更多层次的审美内涵。黑、白、灰经过建筑师的巧妙安排和运用，犹如以高音、低音、中音谱成的乐章一样，在对比关系中显示出各自的特色，互相衬托，构成和谐的乐章，给建筑外观带来一种韵律之美。而大面积白色的墙体受到周围环境和光线的作用，特别是几百年后的今天，经过岁月的冲刷洗涤，斑斑驳驳的墙面上呈现出一种冷暖相交的多次复色，既不失原来的明朗与单纯，又因此而积淀了一种历史的厚重感与古朴美。

徽州民居的屋顶设计独具一格，除采用中国一般古代建筑的低层和坡顶形式外，还采用了马头山墙的建筑造型，将房屋两端的山墙升高超过屋面及屋脊，并以水平线条状的山墙檐收顶。为了避免山墙檐距离屋面的高度差过大，徽州民居采取向屋檐方向层层跌落的形式，有的中间高两头低，微见屋脊坡顶，半掩半映，半藏半露，黑白分明；有的上端人字形斜下，两端跌落数阶，檐角青瓦飞翘。如此设计，既节约了材料，又使山墙高低错落，富于变化。墙头又都作了艺术处理，饰以卷草如意一类的图案，远望如翘首长空的骏马，因此，这种山墙又被人们称为"马头墙"或"五岳朝天"。马头墙具有多方面的实用功能，徽州人聚族而居，房屋以宗祠为中心紧密相连，并且房屋皆为木构架，一旦发生火灾，后患无穷，高大厚实的马头墙犹如一道天然屏障，有效遏制了火患蔓延；同时，马头墙顶端墙头部分还可以抵挡东南季风，保护瓦片不被吹落；另外，它还起到了防盗、防贼的作用，不失为富足人家的一道心理屏障。登高眺望，高高低低的马头墙在一片屋宇中错落参差，与众多的蝴蝶青瓦小山脊交相辉映，彰显了一种建筑所特有的韵律美与和谐美。这种飞檐翘角、突兀多姿的马头墙充分体现了徽派建筑实用性与技术性、功能性与艺术性的完美结合。

三、徽派民居的内部结构

徽州民居结构通常为多进院落式集居形式（小型者以三合院式为多），布局以中轴线对称分布，面阔三间，中为厅堂，两侧为室，厅堂前方称天井。徽州人大都聚族而居，故而一座座院落相套，逐层向内延伸，越是大户人家，进深的院落越多，造就了纵深自足型的家族生存空间。有建筑专家将这一基本组群特征概括为徽派建筑的有机性：徽州民居可以多方向地、灵活地生长：①建筑沿轴向前后生长，即一进—两进—三进，每长一进只需设置一个横向天井。②建筑对称轴向左右加接，即一幢—两幢—三幢，每接一幢只需在天井一侧设出入口。③建筑垂直向上生长，即一层—两层—三层，限于木结构材料最高到三层。叠加的楼层与底层只需在平面坐标上以天井贯通。④建筑入口大门外可设置小院向外生长和加接。⑤建筑的左、右、后侧可根据地段加接厨房杂院等。徽州建筑组群形态的基本特点是灵活地适应山区丘陵地形的起伏，因地制宜，灵动秀美。

从总体上来看，明清徽州古民居"居室地不能敞，唯寝与楼耳"，为封闭的内向型合院结构，基本上都是由一个或一个以上的三合院或四合院相套而成的砖木结构建筑群，通常坐北朝南，依山傍水。入宅依据天井的位置和布局形状可分为"凹"型、"口"型、"H"型、"曰"型四种类型。"凹"型住宅，俗称三间式，一明间两暗间，庭堂前为天井，天井两侧也可各建廊房，为一进两层的楼房，楼梯设在明间背后或廊房任何一侧，楼下明间为厅堂，左右暗间为厢房。"口"型住宅，多为三间两进的楼房，即两座三间式的凹型住宅相向组合，楼下前一进的明间为正间，两旁为卧室，后一进的明间为厅堂，天井在前后两进中间稍偏前。"H"型住宅，即两座凹型住宅的背向组合，前后进中间各有一天井，两旁有廊房，中间为正屋；"曰"型住宅，也是三间两进，每进之间各有天井，各进之间两边均有廊房相连。在徽州，这种深宅里居住的都是一个家族。随着子孙的繁衍，房子也就一进一进地套建起来，故有"三十六天井，七十二槛窗"之说。通常一个支系住一进，门一闭，各家各户独立过日子；门一开，一个大门出入，一个祖宗牌下祭祀，生动地再现了古徽州聚族而居、千丁之族未尝散居的民风。

徽州民居除少数"暗三间"外，绝大多数房屋都设有天井，这也是徽州民居的主要特征。天井是徽州民居的中心，三间屋天井设在厅前，四间屋设在厅中。明清时期，通常都在天井当中用石板垒砌出一方水池，深浅不一，有时还用雕花石栏杆把水池围起来。从建筑功能上看，这种设计兼具采光、排水、流通空气的作用。此外，天井的设计与徽商经商传统关系密切，经商之人，忌讳财源外流，而天井能使屋前脊的雨水不致流向屋外，顺势纳入天井之中，故名曰"四水到堂"或"四水归明堂"，象征四方之财如同天上之水，源源不断地流入自己家中，甚至天井中的水池下泄雨水也是寓意着财气完全蓄积在家中不外泄。居室中的庭堂面对天井开放，庭堂和天井融为一体，坐在庭堂内能够晨沐朝霞，夜观星斗，可谓名副其实地坐"井"观天。有些家庭还在天井中设置假山，筑池养鱼，摆放盆景，使天井成了搬进室内的庭院，这在世界上都是独一无二的。

建于楼上部分的"走马楼"和"美人靠"，也是徽州民居的一大特色。古代徽州地区雨量充沛，气候湿润，人少山高，为了防止山区瘴疠之气，女眷们通常将楼上作为日常主要居住的地方，也可用来储存物品，俗称"走马楼"。楼上厅室特别宽敞，不仅有卧室、厅堂、厢房，沿天井处还设有一圈栏板，上面雕满了花朵，在栏板之下，是一圈精巧玲珑的鹅颈扶手式长椅，俗称"美人靠"。古代女子轻易不能下楼外出，只能倚靠在天井四周的椅子上遥望外面的世界，或窥视楼下迎来送往的应酬。此椅靠背外突，超出天井四周的栏板，临空悬置，故又称"飞来椅"，设计精巧美观，颇具艺术韵致。

作为徽州民居总出入口的大门一般开在中轴线上，大多数住宅全宅仅开一个大门，不设后门，也有的另开一门与大门并列。徽州民居十分讲究门的朝向，一般向东、西、北开门，即使由于客观原因非向南不可，也要向旁偏一些，不向正南。比较讲究的大门做法有两种：一是用水磨砖块斜方形平铺在木板表面，在中央或四角用圆头铁钉钉住；另一种是用铁皮把整个大门包住，上面布满圆头铁钉。门上所用门环多为铁制，有的锤打成花朵样式。一般正门有里、外两层门扇，门扇外侧贴地有门槛。大门上建有门楼，饰以精美的砖雕。

第三节　徽州"三雕"

徽州"三雕"是指具有徽派风格的木雕、砖雕、石雕三种民间雕刻工艺的简称。受土地面积、礼法、宗族等因素的限制，徽派建筑通常规模较小，于是徽商便将注意力聚焦于建筑的装饰上。素朴无华的雕刻备受商人们的青睐，成为徽派建筑的主要装饰。行走于徽州，随时随处都可以感受到"三雕"艺术的魅力，清砖门罩、石雕漏窗、木雕楹柱与建筑物有机融为一体，恰到好处，内敛而不张扬，充分彰显了徽派建筑独特的文化与艺术魅力。

"三雕"源于宋代，明代渐成规模，清代达到极盛，其雕刻风格随时代的变化略有不同。从整体上看，明代雕刻粗犷古朴，手法粗放刚劲，清新明快，主要为平雕和浅浮雕，体现了当时人们求实归真的品格追求。明代"三雕"图案较简单，借助于线条造型，以几何图形为主，以山水人物、花鸟虫鱼、云头及各种吉祥图案为主要题材，强调对称，富于装饰趣味。到了清代，一改明时古朴的审美情趣，在构图、布局等方面吸收新安画派的表现手法，讲究艺术美，多用深浮雕和圆雕，提倡镂空效果，有的镂空层次多达十余层，亭台楼榭、树木山水、人物走兽、花鸟虫鱼集于同一画面，繁琐细腻，布局多变，错落有致，栩栩如生，显示了雕刻工匠高超的艺术才能。

一、木雕

"三雕"中，木雕运用范围十分广泛，所占比例最大，广泛应用于民居的装饰构件及家居器用等多个方面。徽州建筑属内向型封闭式架构，室内多以木构架为主，这为木雕发展提供了广阔的空间。徽州地区木材储量和品种俱丰，加之绘画艺术的发展，版画与篆刻技术的发达，徽商经济的繁荣，都为木雕发展提供了有利条件。此外，徽人重内质，富有含蓄内敛的文化审美意识，也在一定程度上促进了木雕的发展。

徽州木雕主要运用于建筑内部的梁架、梁托、斗拱、雀替、檐条、隔断、栏板、柱拱、窗扇等重要装饰部位。徽州木雕雕刻技法多变，圆雕、平雕、线雕、浅浮雕、深浮雕、透雕、镂空雕与线刻等相结合，用刀刚劲洗练，线条流畅，或纤细，或粗犷，或严谨，或奔放。不同部位的构图和内容各不相同，其中，梁枋、梁托、瓜柱、雀替、驼峰等处大都通过圆雕和镂雕进行加工，并装饰以漂亮的花纹、线脚；天井四周的檐下撑木，多用浮雕技法，其内容多为神仙人物、飞禽走兽、戏剧故事与博物古玩图案等，惟妙惟肖，栩栩如生；梁架上的叉手和霸拳则多做成云朵状，相互勾连迂回的流畅线条，飘逸俊俏，美不胜收。据《明史·舆服志》记载，明洪武二十六年（1393）定制，庶民庐舍不许饰彩色。因此，徽州木雕大都不涂彩漆，而漆以桐油，既能防腐，又保持了木质的色泽及纹理，使雕刻的细部更显生动，成就了徽州木雕清新淡雅的风格。

位于宏村的承志堂是中国古代民居建筑中的精华与瑰宝，建于1855年前后，是清末盐商汪定贵的住宅，被称为中国民间的故宫。全宅占地面积2100平方米，建筑面积3000多平方米，有9个天井，60多间厅堂，136根木柱。承志堂的木雕繁复精致，集中体现了当时徽州木雕的最高水平。承志堂的四根立柱上，雕有渔、樵、耕、读四幅画面，在四块斗拱上，雕刻的则是三国演义戏文，极富情节性。尤其令人惊叹的是中门上方的"百子闹元宵"图，雕刻了100个天真活泼的孩子，在耍花灯、玩狮子、踩旱船、放鞭炮，嬉戏玩耍，神态各异，逼真活泼，烘托了节日的喜庆氛围。承志堂的木雕，无不手法洗练成熟，比如那幅"唐肃宗宴官"图，在高一尺、宽六尺、厚五六十厘米的木板上，雕出了七八个层次，其间人物，各依琴、棋、书、画构成画面，人物神情清雅萧闲，堪称木雕中的神品。

徽州的木雕，集中地体现了徽州人的生活理念。在很多木雕上，都可以看出商人观念渗透到了徽州生活的方方面面。比如最常见的"和合二仙"，为两个面带嬉笑、团团和气的小男孩，通常刻在平常人家的门扇上。"和合"最初是一个人，左手执鼓，右手拿棒，祷祝后能使万里之遥的亲人返回家乡，表达了徽州女子对长年在外经商的丈夫、儿子早日回家的美好祈望。随着时间的推移，"和合"在民间逐渐演化为两人，一人手拿荷花，一人手捧圆盒，取和"荷"谐、"盒"好之意，做成剪纸，张贴在新人洞房门楣上。商人重"和"，和气才能生财，后来则普遍用于商人之家。

在徽州，道教人物八仙，也是民间木雕最常见的题材。所谓"八仙过海，各显神通"，传递了一种生意经，一种商业崇拜，这也是徽州木雕八仙最多的原因。在徽州，除"明八仙"外，还有许多"暗八仙"。"明八仙"指八仙人物，"暗八仙"指八仙所用的物事，比如铁拐李的葫芦、张果老的渔鼓、汉钟离的阴阳宝扇、吕洞宾的剑、曹国舅的檀板、韩湘子的竹箫、蓝采和的花篮、何仙姑的荷花，它们多是刻在平常人家的门扇和桌围上。商人求利，足迹遍天下，与八仙的情况颇为相似。因此，八仙在徽州民间倍受重视，也就不足为奇了。

二、砖雕

砖雕，淡雅清新，是徽派建筑艺术的重要组成部分。徽州砖雕的用料与制作极为考究，一般采用经特殊技艺烧制的掷地有声、色泽纯清、质地坚细的水磨青砖为材料，先细磨成坯，在上面勾勒出画面的部位，凿出物象的深浅，确定画面的远近层次，然后再根据各个部位的轮廓进行精心刻画，局部"出细"，使事先设计好的图案一一凸现出来。砖雕作为一种独特的壁饰，广泛应用于徽派建筑的门楼、门罩、照壁、八字墙、屋脊、马头墙的端部等处，使建筑物显得典雅庄重。在砖雕的表现形式及风格上，明代趋于粗犷，雕饰朴素，形象稚拙，图像的对称性较强，题材多为植物花卉、龙凤图样、几何图案等，一般采用浮雕或浅圆雕的技法。如婺源上坦村某宅的《九世同居》砖雕，人物形象拙朴浑重，刀法简炼，颇具明代砖雕的神韵。明末清初，徽商财力剧增，为满足其对豪华生活的向往，砖雕风格渐趋细腻繁复，题材内容发展为以人物故事、民俗等大场面为主，构图灵活且繁杂琐碎，可以在见方尺余、厚不及寸的砖坯上雕刻出情节复杂、多层镂空的画面，从近景到远景，前后透视，往往有七八个层次，最多达九个层次，极大地提高了砖雕图案的表现力，令人拍案叫绝。歙县博物馆藏有一块灶神庙砖雕，见方仅尺的砖面上，雕刻着头戴金盔、身披甲胄、手握钢铜的圆雕菩萨。据考证这块精巧绝伦的砖雕花费了1200个匠工，堪称徽州砖雕艺术的经典作品。

在徽州，民宅大门上方的门楼堪称一座房子的门面，由"楼"和"罩"两部分构成，统称门罩门楼，是对门的保护与装饰。门罩顶上饰以青瓦翘檐，用以遮挡墙面上方流下的雨水，瓦檐下用水磨砖雕嵌镶在花边图案的框内，构图复杂多变，具有极强的装饰性。据《园治》记载："门上起楼，象城堞有楼以壮观也。"在徽州，门楼有垂莲花式、字匾式、四柱牌楼式多种。其中，垂莲花式即在大门左右两旁各置一垂莲柱，中间用两层横向联合坊联系，檐下用雕刻的飞檐支撑，额枋下有砖雕斗拱，一般都用深浮雕方法，也有讲究的在额枋上嵌以圆雕的人物或狮、龙、凤等动物图案。字匾式即在正门的门额上常题写字牌，表明宅主身份、文化修养或题吉祥字。最后一种即四柱三间的贴墙牌楼，有三层、五层不等，五层的俗称"五凤楼"。现存的五凤楼常见于进士等官宦人家的宅第和祠堂庙宇之上，由于其楼面较高，门罩门楼大多雕刻精美，轩昂气派，彰显了主人非凡的身份。

脊饰是砖雕作品在小细节处的表现。脊兽是中国传统建筑的门楼、房脊上装饰的砖雕艺术品。我国传统建筑的屋顶有硬山、悬山、卷棚、圆攒等多种形式。与之相适应，脊兽也分为正吻、蹲脊兽、垂脊吻、角戗兽、套兽等多种形式，造型简单，但富有动感，使整座建筑显得异常灵动俊美。

三、石雕

石雕，凝重沉稳，寓巧于拙，寓精于朴，主要用于祠堂、寺庙、牌坊、塔、桥，以及民居的庭院、门额、栏杆、水池、花台、漏窗、照壁、柱础、抱鼓石、石狮等建筑构件的装饰上面。徽州石材遍布境内四隅，北有黟县的"黟青石"，东有歙县的"凤凰石"，南有休宁、婺源交界处的珍贵砚材石，西有休宁的白麻砾石。此外，浙江淳安县所产的"茶园石"，也是徽州常备的石材。徽州石雕以就地取材为原则，但最常用的还是"黟青石"。这种石材处于高山，饱受大自然的沐浴，石质软硬适度，细腻且有光泽，多用于建材和石雕。现存较好的徽州古民居的石雕大都取材于此类石材。就雕刻风格而言，明代前中期，其风格相对古朴，刀法洗练，整体感强。明代中后期，徽州石雕开始向精巧转变，浮雕、透雕、镂空雕、圆雕等各种表现手法应用自如，尤以浅浮雕与高浮雕应用较多。到了清代，其风格日趋精美繁复，线条细腻，但气势略减。

石雕质朴高雅，浑厚潇洒，在门罩处常与砖雕结合并用，增加了层次感。徽州石雕题材受雕刻材料本身限制，不及木雕与砖雕复杂，主要为象征吉祥的龙凤、仙鹤、猛虎、雄狮、大象、麒麟、祥云、八宝、博古纹样等，人物故事和山水则较为少见。不过，西递村原水口亭的主体建筑凝瑞堂内的石礅础上，却有以佛经故事为内容的雕饰；堂前石阶中央，有斜照嵌双龙戏珠石雕，背景衬以山石波涛、琼楼玉宇，宛若仙界天国。

石雕精品比较常见的是宅居的门罩、院墙的漏窗和各种石牌坊等。西递村"西园"中有一对漏窗，左为松石图案，奇松从嶙峋怪石上斜向伸出，造型刚劲凝重；右为竹梅图案，弯竹顶劲风，古梅枝婆娑，造型婀娜多姿，刀工精美至极，堪称石雕艺术之精品。歙县北岸吴氏宗祠天井水池后壁上方，镶嵌着一副石雕百鹿图，由9块石料雕就拼成，采用圆雕、透雕、浮雕技巧，立体感很强，有栩栩如生、大小不等的一百只山鹿；有石壁生辉、矮而粗壮的黄山松；有重重叠叠、高高低低的奇岩怪石；有淙淙流淌、弯弯曲曲的小溪；有路旁溪畔、疏疏密密的小草；有飞鸣啼叫、前后觅食的小鸟，宛如一幅清新隽永的深山野趣图，可谓徽州石雕一绝。此外，徽州石牌坊中的额枋、立柱及夹柱石等部位也是石雕重点表现的构件，半圆雕、镂空雕、透雕、主浮雕等雕刻手法的混合使用，使徽州石牌坊风格独具，展现了独特的艺术价值。其中，最为著名的为前述的许国牌坊。牌坊取材"茶园石"，坚硬厚实。八根冲天柱垂直昂立，与梁枋相接。柱子和横枋上镌刻团花锦纹、云纹锦和姿态各异的瑞鹤，虽为辅助，但极生动。四脚的柱子有两个倒狮相护，其余四根配有一坐狮，12只狮子盘踞于石础之上，或戏彩球，或抱幼狮，刀法遒劲，威武神奇。台基上浮雕獬豸图案，构图大方，线条刚劲。许国牌坊四面八方都雕满了图案，每个图案都暗寓着许国的辉煌经历与对他的赞颂。其中，石坊南面雕刻着"巨龙腾飞"，寓意皇帝南面而王和许国对朝廷的忠诚，内侧雕的是"鹰（英）雉（姿）獾（焕）发"，以谐音手法歌颂皇帝的年轻有为；北面雕刻"瑞鹤祥云"，寓意天下太平和许国超尘脱俗的高洁品格，内侧为"鹿鸣图"，同样表达了许国的儒雅风范；东面雕刻"鱼跃龙门"，寓意许国先学后臣，科班出身，内侧雕的是三只豹子仰对一只喜鹊，意思是"三报喜"，喻意许国的三次升迁；西面雕刻"吉凤祥麟"，寓意太平盛世，许国是盛世的功臣，难得的贤才，内侧雕"龙庭舞鹰"，"舞鹰"谐音"武英"，表达许国为武英殿大学士。许国牌坊也代表了其时徽州石坊技术和石雕艺术的最高水平。

徽州"三雕"作为民间艺术的奇葩与徽商文化的产物，题材丰富，工艺精湛，文化内涵深厚，承载了无数徽州劳动人民的心血与智慧，是自然与人文的高度结合。"三雕"艺术也使得徽州民居建筑在中国古建筑中闪耀着自身的魅力，独具特色与地域文化气息。

综上所述，古徽州人通过对自然环境的利用与改造，将自然、地理、人文完美结合，形成了独特的建筑风格。所谓"无山无水不成居"，徽州村落选址布局与天然山水融为一体，随坡就势，因势利导，负阴抱阳，将村落建成了以"山为骨架，水为血脉"的有机整体。从外观上看，徽州民居大致相同，粉墙黛瓦，"四水归堂"，"五岳朝天"，相同的形制，不同的装饰，既有共性又有个性，宛如天作，实是人为，完美践行了古人"天人合一""和而不同"的哲学智慧与处世态度。

思 考 题

1.徽派建筑作为一种地域文化现象，其历史成因是什么？

2.徽派建筑在整体布局、外观造型与内部结构上有哪些特色？

3.结合徽州"三雕"谈谈徽派建筑的文化与艺术魅力。

第五章　徽州艺术

徽州得天独厚的自然景观与灿烂的人文景观吸引着一代又一代的文人墨客创作了大量的艺术作品。在此沃土上萌生的徽州艺术以其绚丽多姿的风格，向世人默默诉说着古徽州的魅力与辉煌，这其中尤以新安画派、徽派版画、徽派篆刻最具代表性。

第一节　新安画派

明末清初，在中国绘画史上涌现出了一个以清淡简练的笔墨、明快秀丽的构画和清高悲壮的气质为独特风格的绘画流派——新安画派。新安画派作为标准的士人绘画流派之一，直接承继了宋元山水画家健康纯正的品格，在明清文人绘画风行的氛围里，堪称审美、境界极高的地域性画家群体，人品、艺品均开山水画一代宗风。

一、新安画派形成的历史条件

形成于明末清初的新安画派，以徽州籍画家为主体，以黄山、白岳与徽州山水为主要创作题材，以清逸简淡、幽远冷峻的画风与意境独树画坛。

（一）明末清初特殊的政治环境促使新安画家远离政治而寄情于山水

1644年，满族入主中原，明王朝的败灭给徽籍士人以沉重的打击。传统的华夷观念深深地触动了他们的神经，在他们心中只有以夏变夷，而无以夷变夏之理。他们从心理上无法接受满人成为华夏共主这一事实，于是，许多士人放弃仕途而归隐乡里。这些人中较为典型的有石涛、查士标、萧云从等。石涛是明宗室靖江王朱守谦的后裔，为逃避清廷统治而出家为僧，寄情于山水之间，发奋于画笔之上。据穆孝天的《查示标》传记载，查士标也是亲身经历了"身世萧条值乱离，全家作客复谁依"的流离失所后，才有"结庐闻尚在人间，十载西湖我未还"的游山玩水的雅兴。萧云从与他们一样，明亡之后，即闭门不出，专心从事绘画。正是因为这些士人在明末清初遭受了特殊的政治打击，才使得他们从此将自身精力付之于绘画。

（二）徽商的繁荣为新安画派的兴起奠定了强有力的经济基础

在新安画派的形成发展过程中，徽商起到了重要的"酵母"作用。其一，"贾而好儒"的徽商收藏了大批前代的书法名画，其中不乏后来新安画派大师们所尊崇、师法的元代绘画大师的作品，如歙县程季白收藏了传为王维所作《江山雪霁》书卷、赵孟頫《水村图》手卷、荆浩的立轴山水及其他书画。这些书画藏品为新安画家提供了鉴赏与研学的宝贵艺术资料，大大提高了其艺术兴趣与书画水平。其二，好客尊士的徽商以优雅的园林、丰厚的待遇吸引了大批书画名家蜂拥而来，从而为画友们的聚集、切磋、交流创造了良好的艺术环境。其三，实力雄厚的徽商为画家们周游四方、拓宽胸臆、交游会友提供了物质保障。其四，徽商经营的刻书业和制墨业中的版画艺术和墨谱设计，为新安画家提供了难得的营养。

（三）优美的自然环境为新安画家提供了创作素材与灵感

新安画派艺术风格的形成，深受自然环境的影响。新安大好山水自古以来为人们所称赞，域中的黄山、白岳苍秀雄美，屏列崒嶂，新安江蜿蜒曲折，清澈晶莹，无不使人心耽于景，景与神会，这样一幅天然的山水画卷为画家们提供了创作不尽的素材，激发了其无尽的创作灵感。石涛曾多次往来于宣城黄山之间，以黄山为师，以黄山为友，欲"搜尽奇峰打草稿"。作为新安画派主将的渐江，在黄山岩栖谷汲十余年，足迹踏遍了黄山36峰24溪。他创作的《黄山真景》50幅，幅幅不同，构图皆出真景。查士标、孙逸、程邃等新安大家，无一不写家乡真景，既体现了家乡山水对画家的助益，也体现了画家对大自然的独特感受。

（四）文化教育的发达为新安画派的兴起创造了必要条件

明代中后期以后，徽州地区的文化教育事业十分发达，徽墨、歙砚、澄心堂纸、汪伯立笔等文房四宝闻名遐迩，成为全国重要的"文房四宝"产地。昌达的教育体制与文化产业，培养出了大批文人雅士。书法与吟诗是传统中国画不可或缺的基本功。文人雅士对笔墨纸砚等绘画工具的娴熟运用与吟诗作赋十分擅长，这在客观上为文人成为书画家创造了前提条件。在徽州，汪、吴、程等画家最多的姓氏同样也是进士最多的姓氏。因此，自古就有文人画家这一群体，诗书画一体，绘画也因此成为许多文人的雅好或立世之本。

（五）徽州宗族对子弟研习书画的鼓励为新安画派的发展提供了人力资源

在徽州，由于教育发达，许多名宗大族都具有较高的文化素养。他们不仅对书画作品予以收藏与鉴赏，还鼓励子弟研习书画，以致绘画风气日渐风行，同一宗族连绵不断出现许多书画家。如歙县江村在明代出现了8位书画家，清初至乾隆年间知名的书画家又涌现出15位。明末清初休宁画家朱一善画山水，其后裔朱绣亦以山水闻名，深得家传精髓。兄弟并起的事例也很多，如歙县书画家汪洪度、汪洋度在康熙时期声名并噪，时称"新安二汪"。在徽州，许多同姓画家之间都存在着父子、祖孙、兄弟、叔侄一类的血缘关系，属于同一宗族的画家更是数不胜数。

二、新安画派的形成与发展

（一）先声阶段

新安画派最初称为天都画派。晋、唐以后，随着中原文化的融入和徽商的兴起，徽州文风日渐浓郁，绘画艺术成了人们修身养性的一大追求。元代程政以新安山水入画，描摹家乡的大好河山。明代徽籍画家程嘉燧，工于山水，仿元代画家倪云林、黄公望笔法，所画花卉沉静恬淡，格韵并胜。程氏曾客居嘉定，与当时居于嘉定的徽籍画家李流芳以及嘉定籍画家娄子和、唐叔达交往甚多，且均为著名的山水画家，又都秉承元代画坛四家（倪云林、黄公望、王蒙、吴镇）风格，故被称为"嘉定四先生"。其时，徽籍画家李永昌亦工于山水，仿倪云林笔意，笔墨枯淡，意蕴峻拔，在当时画坛颇负盛名。程嘉燧与李永昌同为徽籍，同工山水，同师倪云林笔意，且均以黄山为主要题材，此种画风在其时画坛别开一种逸迈之气，故而引起中国画家与中国画研究者的关注。其后的徽籍画家方式玉、王尊素、渐江、吴岱观、汪之瑞、孙逸、查士标等继程、李二人之踵履，纷纷仿效，因而形成一个天都人画天都、画风独具的画家群体。"天都"借指黄山，天都画派以程、李为先路，以渐江等人为继踵而形成的一个黄山人写黄山，仿元人笔意，师法自然造化，注重神韵，淡逸峻迈的画派。天都画派的形成是徽州绘画艺术发展的一个重要标志，为徽州文化的繁荣做出了重要贡献。

（二）鼎盛阶段

"山绕清溪水绕城，白云碧嶂画难成。"地处皖南的徽州，峰峦叠翠，绿水如带，云蒸霞蔚、如梦如幻的黄山，奇诡秀丽、重岩叠嶂的齐云山，群山相拱之中，新安江顺流而下，山水环峙，轻帆斜影，如诗如画，自古吸引了无数文人墨客来此吟诗作画。如此美不胜收的山水画卷不仅丰富了天都画派的艺术灵感，同时还使他们的艺术视野从黄山拓宽到整个徽州。这种绘画题材上的拓展与追求，意味着天都画派绘画风格的悄然变化，这主要表现在天都画派第二代执钵者渐江等人的绘画创作中。

明末清初，满汉矛盾异常激化，一些明王朝的达官显贵与学者们为表达忠于明王朝的气节，拒绝与清王朝合作。渐江等人即生活在这一时期，他们受程朱理学"饿死事小，失节事大"的价值导向影响，将心中的苦闷与怅失寄托于家乡的山水之间，表达于水墨丹青之中。渐江崇尚倪云林笔法，画风瘦硬简括，气韵峭拔。渐江的人品与画风深刻影响着新安画人，尤其是查士标、汪之瑞、孙逸，他们处于同一时代，绘画理念趋同，画风几近，因而被后世画坛称为"新安四家"。"新安"一词用于画坛流派称谓，最早由康熙年间的艺术理论家张庚提出。他在《浦山画论》中写道："新安自渐江师以倪云林法见长，人多趋之，不失之结，即失之疏，是亦一派也。"张庚之后，人多沿用，"新安画派"遂成定称。由此可见渐江画风对新安画坛影响之深远。渐江画风师云林而不泥云林，不仅拓宽了画家对自然环境的取材与感受，还从纯自然的描绘中赋予了绘画的社会意义和人对理想境界的追求，可以说从绘画题材和立意上都已远远超出天都画派的旧制。新安画派以渐江画风为中坚，以"新安四家"的出现为鼎盛。

（三）延伸阶段

在新安画派炽盛之时，与新安毗邻的宣城梅清、梅翀、梅庚、梅蔚也崇法新安笔法，以黄山为题材，描绘黄山的松、石、云泉，其中尤以梅清为最佳。梅清善画松，所画山泉气度雄浑。稍后广西全州画人石涛，游于苏、皖，居宣城敬亭山近十载，与梅清相交甚契，画风类似，再加上与石涛秉性相投的徽州画人戴本孝，他们三人均以黄山为友，描摹黄山，风格相近，后人称之为"黄山画派"。

纵观"天都画派""新安画派""黄山画派"的形成特点，他们之间有许多共性：一是都以"元四家"，特别是倪云林画风为法度，或为黄山人，或为旅居云游黄山之人，都钟爱以黄山为主体的新安山水；二是画中都寄寓了不媚俗于世的遗民气节；三是题材大都取于黄山及其周边山水，风格都以苍凉、峭拔、寒峻见长。三派之间虽有一些区别，但却隐含着一种前后相继的脉承关系。此外，从一个流派的发展过程来看，必然会经历起源、发展、鼎盛、延伸、衰落几个阶段。鉴此，可以将"天都画派""新安画派""黄山画派"均归属于新安画派。其中，天都画派是发展阶段，新安画派是鼎盛阶段，黄山画派是延伸阶段，到近代以黄宾虹、汪采白为代表的新安画派已发展到了极致。

三、新安画派的绘画风格

作为一个画派，必然有其典型的有别于其他画派的系统绘画风格。新安画派自程嘉燧至黄宾虹，在其近三百五十年的发展历程中，形成了比较鲜明完整的绘画风格体系，在传统法度、社会关照、审美理念三方面都有独特的个性。

（一）取元四家画风内质，推倪云林为宗师

宋代院体画大兴，当时翰林画院和一些宫廷画家绘画注重工致，刻意形似，题材有花鸟、山水、宫廷生活及宗教内容，风格追求华丽、细腻。其后，文人画兴起，趣同笔生，法随意转，画品与人品相交融。到元代，这种画风得到进一步发展，尤以山水见长的元四家倪云林、黄公望、王蒙、吴镇最为突出。四家之中，又以倪云林的山水画风更具创新意义。倪画不求工丽，构图练达，笔意奔放，墨韵苍莽，野趣横生，在笔、墨、章法及立意上都一反院体画的香软之气。

新安画派崇尚倪云林笔法，到渐江时已成宏大气候，并注入了新的个性，主要表现在三个方面：其一，在构图上讲究疏密相衬，山水相生，在动与静、远与近、清晰与苍茫的结合上给人以一种主体的感受与审美的张力，画面不仅有荒寒的野气，而且有超迈的逸气；其二，笔法洒脱，或清峻、峭拔，或枯涩、高古，不仅符合山水自然自由自在的个性，也展现了作者驰骋不羁的艺术思维；其三，墨彩枯涩、简淡、苍莽，既展现了以黄山为主体的新安山水的灵秀，又表达了画家内心对炎凉世态的痛恶与回避。新安画派在继承中国画传统法度上师古而不泥古，大胆创新，彰显个性。到了近现代，画家黄宾虹融前人山水画技法之精华，独辟蹊径，笔意于苍茫中见神韵，空濛中显华滋，将新安画派师古不泥的画风提到了一个新境界。

（二）绘画中注入了作者的社会认识与人格追求

新安画派诞生于明末清初。新安画家中的多数或出身于豪门望族，或成长于书香门第。身为明朝遗民，他们虽想力挽狂澜却无回天之力，因此只能借山林荒草和翰墨书画寻求情感的宣泄和思想的超脱。新安画人的这种社会认识和人格取向必然演化成一种内在的驱动力，促使他们在绘画的主题上充分表现其世界观和人生观。因此，在画的立意上，新安画家不仅描绘家乡山川的壮丽，还更多寄寓了其对社会的观照。寂寥、清冷、荒莽、萧瑟也就成了新安画派画风的主题风格。这种画风蕴含着画家浓烈的社会观念与人格追求，极富时代性和大众性，将文人画推上了一个更高的境界。

（三）感受自然、师法自然、源于自然、高于自然

在艺术的真实性方面，新安画派注重对自然的细致观察和描摹。以黄山为主的新安山水为新安画家提供了得天独厚的条件。他们以新安山水为主要创作题材，多次深入新安山水，观察、体验，寄情于此，玩味于其中。在深入细致的观察、体验中，他们丰富视觉感受，积累创作素材，激发创作灵感。石涛曾为其山水画题款："搜尽奇峰打草稿"。可以说，新安山水以其特有的魅力，吸引并汇聚了一批徽州及其他地方的画家。通过新安画派作品的题款可以发现，许多画都是描写徽州某一景观的。当然，新安画派画家并不是对自然的直接描摹，他们倡导师法自然，是为了从大自然中寻求真正具有艺术价值的东西，进而营造一种源于自然而高于自然的艺术品位。

（四）以人格化来突显艺术的典型化

新安画派画家在崇尚自然、亲近自然的同时，还注重自身学识品性的提升。他们或出身书香门第，自幼受徽州文化的熏陶；或来自寒门柴舍，砥砺奋发，笃学苦读。他们通经史，晓诗文，研佛道，可以说都是饱学之士。他们还注重自身的德行修养，洁身自好，以独立超脱的眼光观看尘世，不为世俗的功名利禄所浸染。在新安画派画家中，不乏一些融佛、道、诗、书、画于一身者。他们以佛道养性，以诗画寄情，这也是新安画派的显著特点之一。从新安画派的书画中可以看到，许多题款都是艺术品位很高的诗文，且书法功力很深。新安画派的作品不仅塑造了艺术典型，还塑造了人格典型，堪称一种人格化的艺术典型。这种具有生命力的艺术，必然会在读者中引起共鸣。

新安画派承继宋元山水画家健康纯正的品格，在明清文人绘画风行的时代背景下，这一画派堪称审美境界最高的地域性画家群体，艺品、人品均开山水画一代宗风。

第二节　徽派版画

中国传统版画是画家、刻工与印工通力合作的艺术结晶，先由画家根据需要绘出底图，然后由刻工将其刻在木板上，最后由印工印刷而成。徽派版画是受徽州刻书业直接影响而迅速崛起的一个版画流派，至清初发展到高峰，在海内外独步一时，其产量之丰、种类之多、技艺之高皆达到空前水平。在中国版画史上，徽派版画代表着中国版画的最高成就。同时，徽派版画艺术的发展轨迹，也是中国版画艺术的发展轨迹。

一、徽派版画的兴起与发展

据现存资料考证，徽派版画最早可以推到元末明初绩溪石氏家刻本《武威石氏源流世家朝代忠良报功图》。明万历以前的徽派版画还有明天顺刊本《黄山图经》、弘治刊本《休宁流塘詹氏宗谱》、正德刊本《余氏会通谱》、嘉靖刊本《欣赏编续》中的几幅版画。这些版画的绘刻均显得比较粗糙，属于刻工画，多由工匠群体完成，艺术成就并不是很高。

明代中叶以后，随着徽州社会经济的繁荣，图书出版物有了空前广阔的市场，附有插图的书籍大量涌现，从经、史、子、集到一般的儿童读物，都刊刻有插图。一些小说、戏

曲以及文学、历史、地理类的书籍，更是附有大量的精美插图。作为刻书业的副产品，明万历年间，徽州墨庄和书坊老板不惜工本，重金聘请著名画家如丁云鹏、陈洪授、汪耕、郑重等人绘图，聘请歙县虬村优秀刻工黄氏等镌刻，使徽派版画之精丽典雅骤然凌驾于各派之上。明万历十七年（1589）刻墨家方于鲁开办美荫堂，聘丁云鹏、吴羽绘图，请黄德时、黄德懋等镌刻的《方氏墨谱》，线纹细入毫发，飘如游丝，造型效果纤丽逼真，具有极强的装饰美感。明万历二十三年（1595）程大约编辑，丁云鹏绘图，黄鏻、黄应泰、黄应道镌刻的《程氏墨苑》，图稿精美绝伦，刻工勾凝断顿，线条细若胎毛、柔如绢丝，曲尽其妙，同时首创四色、五色套色印刷，色彩更加丰富，异常精美。

明末，侨居南京的休宁人胡正言，悉心研究雕版赋彩印刷技法，在总结前人经验的基础上，将彩色画稿分别用各种颜色钩摹下来，分成数块小版雕刻，叠彩套印，创制"饾版"。他又特制凹凸版，印时不用任何色彩，只把纸在版上压印，凸现无色图像，造成浮雕效果，时称"拱花"。其代表作品《十竹斋画谱》与《十竹斋笺谱》，结构严谨，笔法简明，画面匀称工整，加以赋彩套印以及用拱花方法所显现出来的浓淡分明的效果，给人以简朴、典雅的印象，开创了古代套色版画的先河。其他如黄应泰雕版的《帝鉴图说》、黄应庞雕版的《图绘宗彝》、黄端甫雕版的《青楼韵语》、黄应祖雕版的《环翠堂园景图》等，都是闻名遐迩的版画名品。

徽派版画是集文人画家之才情，雕版刻工与印工之技艺以及出版商人之财力于一体的综合艺术产品，也是明清之际市民文化发展的重要成就。版画由集体力量而臻完善，并达至高之界，但发展到一定程度，又暴露出集体合作的弊病。因为作为集体创作的产物，绘、刻、印、主持，四者缺一或者有一个环节薄弱，作品都不会获得成功。清乾嘉以后，作为徽派版画的最大支持者、主持者和最坚强后盾的徽州商人开始走下坡路，同时随着西方机器印刷技术的传入，传统雕版刻书业逐渐被淘汰，作为雕版印刷衍生物的版画随之走向衰落。

二、徽派版画的艺术特色

（一）纤丽秀劲的线条

"线条粗壮，构图简略"是明万历以前版画的基本风格。其时，北方版画同南方版画的区别，也仅是"粗壮"与"简略"的程度略有不同而已。明中叶以后，随着社会经济的发展繁荣，"粗壮"与"简略"已经不再适合市民阶层的品味。商人为吸引读者，获取更大的利润，开始追求工整、精致的画风，其中线条表现手法上的细腻性和多样性尤为重要。万历以后，文人画家将国画对于线条的表现技法运用到版画创作当中，极大地提高了版画的艺术表现能力。《程氏墨苑》卷六《缁黄》，由程士芳构图，江世会摹绘，黄鏻等刻，是徽派版画中比较成熟的一部作品，也是国画技法在版画中运用得比较成功的一部作品。在技法上，画家和刻工在处理山石线条时用的是短促的牛毛皴，用刀疾速，锋利逼人，松针刚劲有力，柏叶圆润隽永，行云流水，线条如丝，刀法细腻，画面充满了生气，充分表现出徽派版画刚柔相济、动静结合的特色。

（二）富丽精工的构图

构图简单是万历以前所有版画的通病，主要原因是绘图工匠的技艺不精，无法绘出布局完美的图画。丁云鹏等文人画家进入版画绘图领域后，构图简略的状况得到彻底改观。如丁云鹏在绘《程氏墨苑》"列子御风图"时，为了增加构图的完整和美观，背景衬有山、水、树、石、草，层次分明，线条优美。加上刻工流畅的刀法，风吹草动，使画面呈现出生动的气象。在绘"百子图"时，丁云鹏将100个嬉戏游乐、形态各异的儿童置放在皇家园林之内，有高台、流水、栏栅、树木、小鸟，图像布满整个画面，线条一丝不苟，繁而不密，富丽精工，堪称徽派版画的代表作。

（三）绚丽多姿的彩印

赋彩印刷是版画艺术的最高境界，从万历中期开始，徽派版画就在不断地尝试彩印。万历三十年（1602），由黄尚文撰文、程起龙绘图、黄应瑞刻版的《闺范》，用朱墨两色套印，也是徽派版画最早的彩印本。万历三十三年（1605），《程氏墨苑》施彩印图55幅，大部分虽为四色、五色彩印，但沿用的仍是原始的单板彩印，只是色彩更丰富，印刷更精致。而《十竹斋书画谱》和《十竹斋笺谱》的出现，则是版画印刷技法上的彻底革新。"饾版"和"拱花"技术的出现，将版画印刷技术提高到前所未有的水平，开创了后世"木版水印"方法和套色木刻艺术的先河。

（四）诗、书、印、画的有机结合

诗文、书法、印章和图画的有机结合，是中国画独一无二的表现形式。明万历以后，篆刻艺术形成，国画的这种表现形式趋向固定。而这一时期恰好是徽派版画风格形成，版画艺术的鼎盛时期，而且为版画作图的多为国画大师，因此，国画的表现形式自然影响了版画的表现形式。徽派版画的早期作品如《筹海图编》《新编目连戏救母劝善戏文》等，仅作为书籍的插图，画面上无诗文、印章。万历二十三年（1595）开始刊刻的《程氏墨苑》，虽是单独的画谱，但它的诗、书、印还在画外。万历四十四年（1616），张梦征图，黄桂芳、黄端甫所刻《青楼韵语》中的很多插图，诗文已融入画中。到了清康熙二十九年（1690），吴逸绘图，黄松如、黄正如刻的《古歙山川图》，纯粹是以国画的构图作版画，诗文、书法、印章均已成为整幅画不可分割的一部分。

（五）追求恬静、安乐的意境

版画的绘、刻、印分别由画家、刻工、印工独立操作完成，其中靠出版商在中间加以协调。作为具有很高文化层次的徽州出版商，他们不仅仅是协调人，还直接参与创作。因为商人本身就属于市民阶层，自然他们的思想与价值观也会渗透到版画艺术风格中去，尤其是那些反映当时市民生活和市民思想情感的戏曲、小说等通俗文学读物。商人在激烈的商战和紧张工作之余，想要脱离喧嚣的尘世，追求恬静安乐的生活，于是他们将这种追求带入版画意境。郑振铎在《明代徽派的版画》一文中谈到徽派版画的精神内蕴时曾说："在这版画的世界里，是那么清丽，那么恬静，那么和平满足的生活。就是写争斗、写

'殉教'的悲剧，写死亡，描春态，却也还是那么'温柔敦厚'的，一点'剑拔弩张'之气也没有。你在那里见到了'世纪末'的明人的真正生活。他们气魄小，他们只知道追求恬静安乐的生活；他们要的是雅致细巧的布置；他们爱的是小园林，是假山，是陂池，是小盆景；他们喜欢娇小的女性，温柔的生涯，暖香香的内室，出奇的窗饰和帐幕。他们一切是小，但是必求其精致，必求其完美。"

三、徽派版画的地位与影响

（一）彩色套印把版刻艺术推向新的高峰

彩色套印是中国印刷史上的一项重大发明，它起源于徽州，从赵沩的《春秋集传》到《女范编》《程氏墨苑》《风流绝唱图》，再到《十竹斋书画谱》，都是徽派版画彩色套印发展过程中的实物证明。徽州刻工前往杭州、苏州、常州、金陵、吴兴、北京等地从事刻书画事业，把彩色套版印刷传到全国各地，才有吴兴闵凌氏五色版的"千古传颂"。明末胡正言在金陵首创"饾版"和"拱花"印刷新工艺，把版画艺术推向新的高峰，开创了色彩套印技术的新纪元。

（二）徽派版画代表了中国传统版画的最高成就

徽派版画是中国版画艺术最为优秀的代表，它以纤丽、秀劲的线条，富丽、清工的构图，绚丽多姿的彩印在中国版画史上占据至高无上的位置。《程氏墨苑》《十竹斋书画谱》和《十竹斋笺谱》彩印本的出现，使徽派版画的绘刻技艺达到一个新的高度，所刊花卉、蔬果鲜翠欲滴，晶润如生；禽鸟羽毛和草虫网翼，脉络清晰，一笔不苟；雨后柳枝，风前荷盖，滴露未晞，流转欲掷；枯叶、虫龈，痕迹宛然，虫丝亦袅袅粘牵未断，穷工极巧，功媲造化。《笺谱》上的各种图画，以设色凸版，压印花瓣脉纹、鼎彝图案与水波云痕，实为胡正言所创。人物潇洒出尘，水木澹淡恬静，蛱蝶花彩斑斓，欲飞欲止，博古清玩典雅清新，郑振铎在《西谛书话》中评价其"实已跻彩色版画至高之界"。它所体现的套版印刷法，是我国在世界印刷史上的第二大贡献。

（三）徽派版画影响了全国版画艺术风格的发展方向

明嘉靖以后，徽州刻书业蒸蒸日上，刻工队伍激增至数百人。他们的刻印技巧和独特的地域风格渐趋成熟。同时，徽州书商高瞻远瞩，延请著名画家丁云鹏、吴左千、郑重、黄应澄、汪耕、陈洪绶、肖云从等著名画家绘画，请知名刻工镌图，将徽派版画推上了一个至高境界。由于作品雕刻精工细腻，情景交融，风格突出，与其他地区版画相比，高下立见，广受赞誉。因此，其时的版刻印刷界纷纷邀请徽州刻工雕刻版画，从而使其他地区的版画风格向徽派版画靠近。另外，徽州地处偏僻，交通不便，一些徽州书商、画家、刻工先后向外埠发展，重新开辟战场，将徽派风格传播到全国各地，极大扩大了徽州版画的阵地与影响，形成了明末清初以徽派版画为主流的中国传统版画的全盛时期。

第三节 徽派篆刻

篆刻，通称印学，是一门融书法、绘画、雕刻于一体的造型艺术。大约与版画进入鼎盛期的同时，中国传统篆刻艺术也步入一个新境界，徽州人对新境界的开辟功不可没，并发展成为我国篆刻史上一个居于举足轻重地位的艺术流派，世称"徽派"。

一、徽派篆刻的兴起与发展

徽派篆刻，始创于明嘉靖年间（1522—1566）。创始人何震（1535—1604），字主臣、长卿，号雪渔，婺源人。何震一生以刻印为生，刀法、结构独到，与苏州籍著名篆刻家文彭齐名，并称"文何"，驰名于世。在当时印坛注重宋元而忽略秦汉的时代背景下，何震率先对先秦刻石、金文进行研究，从先秦刻石与金文中汲取印学营养，不能不说是一大进步。此外，他还精研六书、文字学，主张篆刻以六书为准则，其关键在于用笔运刀，笔有尖齐圆健，刀宜坚利平锋，执刀有力，运刀迅速，刀随意动，意指刀尖。他以刻工"指节通灵"之妙，以刀代笔，再现了秦汉印章中的凿、铸、镂、琢之美，气韵流畅，个性鲜明，成为明末印坛上的领袖人物。据现有资料统计，明嘉靖至崇祯，徽州共有印人50余位，以何震为旗手，吴良止、罗南斗、苏宣、金光先、朱简、汪关、李流芳、吴正旸、汪徽等为中坚，构成了一个印人群体。他们相互学习，相互提升，名震当时印坛，形成徽派篆刻的第一个高潮期。

同明代印人相比，清代印人的一个显著特征就是文人气息更浓。清代印人或为官，或为商，或从医，或善于诗，或长于画，或从事经史研究，甚或集儒、商、医于一身，熔诗、书、画、印于一体，从事篆刻创作的人极多。明末清初是中国画独一无二的表现形式——诗文、书法、印章和图画有机结合的定型阶段，对文人画家来说不仅要画得好，诗文、书法功底要厚，最好能自己刻印，即使不会刻印，也一定要请篆刻高手为自己刻上几方精美的印章，为书画作品增辉。清前中期，徽州涌现出100多位印人，其中，程邃、巴慰祖、胡长庚、汪肇龙在继承前辈印家长处的基础上，专学秦汉，大胆在刀工、结构上加以革新，喜用大篆入印，古朴整洁，别出新意，具有启迪开宗的作用。因四人都是歙县人，时称"歙中四子"，是清代早中期徽州印坛上的中坚力量。从程邃到胡长庚，徽州印人在追踪秦汉，在从钟鼎尊彝款识和玺印形式上吸取营养的创作道路上不断进取，终于趋于成熟，形成徽派篆刻的第二个高潮期。

乾隆以后，"浙派"和"邓派"兴起，给徽派篆刻带来了极大的冲击。直至晚清，黟县印人黄士陵崛起，人称"黟山派"。黄士陵以其深厚的金石学修养，弃几百年来印家以切刀法模仿烂铜印、追求古拙残破美的传统习惯，在布局的疏密处理上匠心独运，往往在极险中取得平衡之势，在平实中透出超逸之趣，影响了后来的齐白石、李尹桑等人，形成徽派篆刻的第三个高潮期。到了近代，著名国画大师黄宾虹、治印师崇程邃、巴慰祖，印作苍劲淳朴，凝练安祥，为徽派篆刻再添薪火。

二、徽派篆刻的艺术风格

徽派篆刻是我国印坛史上最早崛起的篆刻流派，风格鲜明，独领风骚数百年。

（一）一以贯之的"崇古"思维

篆刻历来以秦、汉印章为最高境界。明代徽州印人对秦、汉印章的尊崇根深蒂固。除何震注重临摹先秦刻石、金文外，很多人执着于对秦、汉印章的研究。程邃开创了以金文大篆入印的道路后，戴本孝、吴万春、方成培、黄吕、汪成一直进行着金文大篆入印的实践。到汪肇龙、巴慰祖、胡长庚三人手中，程邃的印法逐渐成熟，并于乾隆、嘉庆年间独步印坛。黄士陵时代是上古器物和金石文字大量出土、金石学非常昌盛的时代，这为其研究金文、进行艺术借鉴提供了便利。汪启淑、黄宾虹嗜好秦、汉印章和三代古玺，更是有"印癖"之称。徽州印人的"崇古"思维，从何震一直到黄宾虹，一以贯之。他们从借鉴乡贤印风入手，追踪秦、汉，一直到追踪三代，印外求印，师从而不守旧，崇古而不泥古。他们用不同的方式，从不同的层面，汲取古代印章的营养，形成个人印风多样的格局，成为徽派篆刻艺术风格之一。

（二）注重学养的创作取向

提高学问和修养，是文人艺术创作的普遍规律。徽州印人将个人学养的提升与篆刻艺术创作实践紧密结合，不断完善自我。如何震为了提高自己在文字上的学养功夫，主动向文彭请教有关六书方面的知识，刻苦临摹石鼓、钟鼎文字，并仿吾丘衍《学古编》体例，著《续学古编》，对篆隶文字演变、印史及汉字的构造原理进行认真钻研，提出以六书为准则的篆刻原则，推动了传统篆刻向汉印的回归。"六书不精义入神，而能驱刀如笔，吾不信也。"何震此言被后世篆刻家奉为圭臬。歙县印人苏宣，博览群书与秦汉玺印，文化功能深厚，著有《苏氏印谱》。休宁印人金光先，精通儒学，潜心钻研篆刻理论，对刀法、章法均有论述，著有《金一甫印选》。歙县印人徐上达所著《印法参同》集文字学、美学、印史、治印技法于一体，为明代重要的印学著作。休宁印人朱简精通古文字、诗词、散文，能读三《坟》、五《典》、八《索》之类的上古文籍，著名《印品》《印章要论》《印经》《印学丛说》等理论著作，对古玺考证、章法艺理等多有论述，见解独到，立论精辟，并敢对当时的名家篆刻予以批评，既是一位超群的篆刻家，也是一位理论水平极高的印学理论家。此外，如吴良止、汪肇龙、黄士陵等，在从事篆刻的同时，亦潜心追求学问，是徽州印人注重学养的典型代表。徽州印人注重学养，善于将各种学问融汇于篆刻之中，这也是徽派篆刻四百年不衰的重要原因之一。

（三）追求雅逸平和的审美意趣

徽州印人追求雅逸平和的审美意趣早在金光先、朱简的印章中就已初露端倪。金光先和朱简两人都反对以锈蚀破损为古雅的审美观。从两人的创作实践来看，金光先印章篆法多儒雅之气，如"武德长印"；朱简以草篆入印，注重笔意刀韵，使笔画线条之间具有一种呼应连贯、自然和畅之意，如"杲叔"。汪关则将徽州印人的这种审美意趣呈现得淋漓尽致。他以冲刀法开创一种工整雅妍的风格，其篆印布局平稳，章法一丝不苟，模仿汉印，神形兼备，被周亮工称为"和平"的代表，如"春水船""七十二峰阁"。巴慰祖宗法汉代古印，构思奇巧、章法绵密、字体工秀，其所刻"己卯优贡辛巳孝廉"朱文印，笔力厚实，稳健圆转，布局平和而严谨。胡长庚承续了徽州印人追求雅逸隽秀、平和光洁的审美意趣，印风更趋雅妍细润、端庄纯正。黄士陵更是以光洁挺劲、雅逸隽秀的印风闻名于世。他的篆刻不敲边，不击角，不加修饰，专以薄刃冲刀追求汉印光洁妍美的本来面目，从而形成其平正中见流动，挺劲中寓秀雅的刻印风格。

（四）突出个性的印学理念

每一个篆刻家都是独立的创作主体，推陈出新、突出个性也是徽州印人始终秉持的印学理念。何震之所以能卓立印坛，自成一家，就是因为他"会八代之精，成一家之制"，创单刀边款，作品气势磅礴，淋漓雄浑，不拘一格，充满个性，被周亮工推为"猛利"派的代表。苏宣纵览秦汉印章，视野开阔，强调"知世不相沿，人自为政"。他将《石鼓》《季札》等碑刻韵趣用于篆刻，文字之间故作剥蚀的痕迹，颇具金石意蕴，个性鲜明。朱简开创了短刀碎切技法，把每根线条的锲刻分解为短刀连辍，从而使笔划线条产生一种跌宕起伏的节奏感与韵律感，具有涩滞苍莽的金石效果，极富新意。程邃篆刻白文印多取法厚重浑朴的汉铸印，参以己见而出新意，印文方中寓圆，不露圭角，疏密均衡自然，苍浑凝重。黄士陵为一代篆刻大师，自称"篆刻无所师承"。他虽未拜过名师，但私淑之众，取法之广，变人为己，化古为今，其作品看似平常却变化无穷，于徽派篆刻衰竭之时独树一帜，卓然成家。徽州印人在突出个性的印学理念指导下，不断地在篆刻领域推陈出新，有力推动了篆刻艺术的发展。

三、徽派篆刻的地位与贡献

（一）确立了篆刻造型艺术地位

中国古代印章一般用铜铸或凿制，也有金、玉等其他材质刻制的印章，以实用为主。宋、元以降，由于米芾、赵孟𫖯、吾丘衍等文人的提倡，印章开始由实用向艺术过渡。明代王冕和文彭用冻石刻印，融书法、绘画、雕刻于一体，使篆刻成为专门的造型欣赏艺术。但王冕和文彭一般也都是篆字，很少自己操刀。真正自篆自刻，开文人刻印风尚，把篆刻推向艺术高峰的是徽州人何震、苏宣、朱简、汪关，世人称其为"徽派"。正是由于徽派篆刻的崛起，才真正确立了篆刻造型艺术地位，实现了印章由实用向篆刻造型欣赏艺术的转变。

（二）强调篆刻家必须精通篆字原理

篆刻的主要表现形式是篆字造型，对于篆字的了解、研究和书写，是篆刻造型艺术与实用印章的根本区别。在徽派篆刻之前，未对篆字造型进行过深入系统的探讨。徽派篆刻家治印，注重从习篆字入手，精研六书（象形、指事、会意、形声、转注、假借），钻透汉字构造，同时注重从金石、钟鼎、权量、镜铭、碑版、法帖、古陶、砖瓦、石刻等篆字造型上吸取营养，构思篆法与章法。徽派篆刻名家汪镐京著《文字原》25卷、《正字通正》1卷，项怀述著《隶法汇纂》10卷，程瑶田著《解字小记》1册等，为篆刻篆法打下了坚实的理论基础。

（三）开创切刀和边款单刀雕刻技艺

明清时期，篆刻运刀方法概括起来有三种，即冲刀法、切刀法和冲切结合法。冲刀法受传统的"凿印"启发，运刀时持用正锋或侧锋向前推进，刻出来的笔画爽利劲健，是篆刻时的常用刀法。朱简篆刻改变运刀方式，持刀向下压切，稍微前推，进刀的长度较短，把每根线条的镌刻分解为短刀连辍，刻出来的笔画由于线条呈现不规则的弯曲，长的显得苍老，短的显得平实，从而使笔画线条产生一种跌宕起伏的节奏感与韵律感，具有涩滞苍莽的金石效果。此种刀法以后为丁敬所吸收，由此而形成一种切刀篆刻群体——浙派。何震在边款上则首创单刀法，刀锋洒脱洁净，风格猛辣劲逸，同样被丁敬等浙派所吸收。

（四）首倡篆刻艺术批评风气

徽派篆刻家不仅在创作实践中推动了篆刻艺术的兴起，还注意将自己的创作经验上升为理论，撰写了诸多理论著作，对篆刻艺术的发展做出了突出的贡献。朱简有感于前人印谱内多伪赝乖谬，历时14载完成《印品》一书。该书采取论点与论据（印作）相印证的编排法，文图并存，涉及玺印的考证，篆法、章法的探讨，印作真赝的辨析，印作优劣的评论，论说犀利，并提出"神品、妙品、能品、逸品、外道、庸工"六项篆刻批评的标准，指出"篆病、笔病、刀病、章病、意病"五种篆刻创作上的常见病，书中还单列"谬印"一章，敢于对当时名家篆刻进行有理论依据的批评，开创了篆刻史上印学批评的先河。

思考题

1. 试析新安画派形成的历史条件。
2. 简述新安画派的绘画风格。
3. 试述徽派版画的艺术特色及其在中国版画史上的地位与影响。
4. 试述徽派篆刻的艺术风格及其在中国篆刻史上的地位与影响。

第六章　徽州民俗

徽州地处皖南崇山峻岭之中，四面群山环绕，层峦叠嶂，河流纵横，风景优美。早在南宋淳熙时代，《新安志》上就记载了徽州"山限壤隔，民不染他俗"的民风。正是长期以来在这种相对幽静的地理环境中，徽州逐渐形成一个相对独立的民俗单元，形成了自己独特的风俗与民情。至今，徽州还保留着很多明清乃至唐宋之前的遗风古俗，主要表现在衣食住行等方面。在这些民间风习中，可以清晰地看到徽州民风富有情趣的一面。

第一节　饮食风尚

民以食为天，饮食不仅满足了人们的身体所需，还蕴含着丰富的文化内涵。经过长期的历史积淀，不同地区、不同民族逐渐形成了各具特色的饮食习惯与饮食风尚，这其中既有维持生存所需的日常饮食习俗，也有待客、节日及祭祀等特殊的饮食民俗。

一、俭中求细的饮食风尚

据康熙《徽州府志》记载：徽州"介万山中，地狭人稠，耕获三不赡一，即丰年亦仰食于江楚十居六七，勿论饥岁也"。徽州山多田少，宋明以来人口急剧膨胀，人地矛盾十分突出，因此，长期以来，俭中求细是徽州在饮食生活上最显著的特点。据《歙事闲谭》记载："家居务为俭约，大富之家，日食不过一脔，贫者盂饭盘蔬而已。城市日鬻仅数猪，乡村尤俭。羊惟大祭用之，鸡非祀先款客，罕用食者，鹅鸭则无烹之者矣！"至于寓居扬州等地的徽籍商人们"侈饮食"的风气则是特殊环境下的产物，不能代表徽州本土。

（一）以米为主、杂粮为辅的主食结构

徽州地处江南山区，水稻种植较早，因此，徽州民众的日常主食以稻米为主。明中期以后，原产于美洲的玉米、甘薯等高产作物引入徽州。除米之外，徽州人也吃麦、豆、粟、玉米、甘薯一类的杂粮，山区居民尤以杂粮为主，《歙事闲谭》即记载"深山穷民，仰给杂粮"。徽州人习惯将稻米与各种杂粮等做成糕点或面饼，当地人称其为"粿"。这些独具徽州特色的粿因原料不同而名称、风味各异，举凡米粿、馍粿、塌粿、芦稷粿、苞芦粿、灰汁粿、艾叶粿（又称"清明粿"）、豆腐渣粿、罗苏粿、石头粿、油炸粿等，品种繁多。现以米粿（又称"潮糕"）为例介绍一下其制作原料与方法：将灿米和上好糯米磨成米粉，用温水拌和均匀，然后用不同底案的木模（俗称"粿印"）做成各种动物、花卉，或制成"福、禄、寿"等字样，或以各种颜色点染，甚或题以吉祥诗句。蒸熟后的米粿，用水浸泡在缸里，随吃随取，可烤、炒、煮，非常方便。此外，歙县的石头粿极富民俗特色，即将春天采摘的香椿嫩芽去汁晾干切碎，并拌上猪肉丁和炒熟的黄豆粉作馅，然后将馅包入由米、麦或玉米制成的面皮中，用一块黑石头压制成扁圆状，在平锅用油煎制。从米粿的制作来看，不仅体现了徽州木雕艺术在民间饮食物件上的运用，还彰显了徽州人既

节俭又不失精致的饮食风尚。

（二）以蔬菜为主、山珍野味为辅的饮食结构

徽州气候温润，蔬菜种类繁多。徽州人常吃的蔬菜有豇豆、丝瓜、葫芦、茄子、辣椒、苋菜、韭菜、芥菜、莴苣、水芹、芫荽、菠菜、萝卜、葱、蒜等。此外，徽州的野菜品种也十分丰富，仅民国《歙县志》即记载了鸡母菜、山桑芽、山春笋、石耳、金簪菜、蕨菜、细米菜、山乳菜、阳春菜、仙姑菜等30余种野菜，这些野菜都是山区不可缺少的菜肴补给。徽州人常吃的荤菜除了自家养殖的猪、牛、鸡、鸭、鹅、鱼、肉等家畜、家禽、水产之外，还有各种野生动物，如野兔、野猪、麂子、山鸡、石鸡、鱼、虾、龟、鳖等，其中尤以石鸡、鳜鱼、青鱼、斑鸠等为珍贵。

虽然徽州可以入菜的动植物资源极为丰富，但就普通民众而言，在漫长的历史时期，基本上还是以蔬菜为主。正如《新安竹枝词》所云："归来不用买山钱，村有官厅户有田。祭祀能供墓能守，布衣蔬食过年年……风味山乡入梦思，此君一见解人颐。晚菘早韭寻常甚，烂猪猫头饭渭匙（原注：猫头笋以问政山为最）……鹅儿圈黑细如丝，早晒晨炊谨护持。入馔嘉蔬莴笋叶，掐尖珍品五加皮。（原注：莴笋食叶不食根，以其难得；五加皮嫩芽焙干代茗，绝佳）……红苋调灰种塝田，落苏扁荚竹篱边。枯松高架北瓜络，羊角签排豆蔓牵（原注：羊角即豇豆）。"由于历史上徽州地区土地少，且比较贫瘠，因此普通百姓日常饮食结构基本以蔬菜为主，以山珍野味为辅，很少食用肉食。

二、待客的饮食习俗

徽州被誉为"东南邹鲁""礼仪之邦"，待客十分殷勤。每当有客人到来，无论是经济富裕的人家，还是普通百姓家，都盛情招待，尽可能地让客人吃好喝好。客人来访，徽州人一般先敬上上等好茶加以款待，尤其是尊贵或远道而来的客人，还要在正餐前，用米酒煮荷包蛋请客人食用，然后陪客人边品茶，边交谈。

徽州人待客正餐，通常是四个冷盘、五个炒菜，再加一汤。上菜的顺序也很有讲究，一般先上冷盘，然后上鸡，再上热炒，之后，间或上几道甜食或点心，然后是大菜和汤，最后上鱼，俗称"鸡头鱼尾"。吃鱼时通常不动鱼头和鱼尾，俗称"有头有尾"。在待客的菜肴中，徽州的土特产竹笋、香菇、木耳和咸肉等不可或缺。此外，徽州各地一些特殊的菜肴，如绩溪的一品锅、祁门的中和汤、婺源的粉蒸菜和荷包红鲤鱼等也是常见的待客菜肴。在座位的安排上，一般以朝门方向为上座。

酒是徽州人待客的必备饮品。徽州历史上不产烈性白酒，人们日常饮用或待客喜欢用自制的糯米"土酒"或果酒温热后招待客人。据清代婺源人詹元相《畏斋日记》所记，康熙三十八年至四十五年间（1699—1706），詹元相参与的每一次待客都有米酒或果酒，如康熙四十二年（1703）八月十七日，他就"充桌盒茶待客，段莘亦备桌盒酒款待"。此后随着烧酒的传入，以白酒待客渐成风气。民国年间，随着洋酒的涌入，富裕人家也有用洋酒待客者。开宴的时候，由主人先敬酒，随后宾主互敬。端杯敬酒时酒杯碰响，必须干杯，不干不落杯，干后要亮杯。

历史上徽州富裕人家待客名目繁多。据《祁门县志》记载，以首菜定名的有"鱼翅

席""海参席"等,以菜肴数量定名的有"十碗头""十碗八碟""八大八小""九碗十二碟"等,冷热菜搭配,水果糕点俱全。在席位设置上,按习俗,三桌摆"品"字席,上桌为首席;四桌六桌摆"囍"字席,上左桌为首席;五桌摆"梅花"席,中桌为首席,等等。

三、节日的饮食习俗

中国传统农历一年中有许多大大小小的节日,每逢节日,各地都有与平日不同的饮食习俗。下面以春节为例来看看徽州的节日饮食习俗。

春节是徽州人一年中最为隆重的节日,春节期间不仅饮食丰盛,还有很多约定俗成的习俗。早在春节前的十多天,徽州农村稍稍富裕的家庭,就开始杀猪宰鸡,做米粉年糕,炒冻米糖,做豆腐及各色粿,置办各种年货。清代歙县无名氏《日用手册·年货俗套》记载的徽州人置办的与饮食相关的年货如下:江西瓜子、汴梁瓜子、红枣、蜜枣、南枣、北枣、栗子、建连、福建栗、宁国栗、徽州栗、荔枝、圆眼、核桃、百子糕、蓼花生、潮糕、元片糕、元片锦糕、状元糕、金花巧饼、麻糖、白糖、片糖、冰糖、蔗糖、薄脆、酥糖、冬瓜丁、乡元条、橙丁乡元片、姜丝、水查饼、橘饼、桂圆、一口香、榧子、橄榄、柿花、寿字饼、老饼、沉香饼、酥油饼、桂花糕、五香糕、岩寺糕、火炙糕、夹砂糕、白片糕、蜜云枣、蜜糖、麻片糖、凉糖、响糖、水晶糖、麻坦糖、砂糖、点心、包子、索粉、索面、灯草、胡椒、酱油、鸡蛋、鸡子、皮蛋、青油、菜油、麻油、豆油、猪油、海蜇、虾米、醉蟹、银鱼、猪首、猪蹄、鱼肚、海参、燕窝、肚肺肝肠、鹰爪虾、螺蛳干,等等。徽州人采办年货品种之繁多由此可见一斑。

按习俗,在外经商的徽商通常在大年三十之前赶回家乡,与家人共吃团圆饭、共守除夕夜。农历腊月二十四(亦有二十三者)是徽州的烧年节,亦称财神节,俗称小年。这一天,徽州人用米粉蒸制一定形状的米粿,名"二十四粿",用以祭祀灶神,即"谢灶"。民间蒸制的米粿数量较多,除小年这天祭祀和食用外,余下的贮存至来年春耕时食用。到了除夕,设馔祭祖,全家人团坐而食,谓之"分岁"。在民国时期的婺源,由于外出经商者较多,除夕之夜,有全家人共聚吃"年汤"的习俗。据《中华全国风俗志》记载:"当夕焚香祀祖后,家人齐集厨房内,各揎拳掣袖,有调粉者,有切菜者,有刷锅者,有洗碗盏者。候一切齐备,共至厅前谈笑片时,俟至夜分约十一点钟时,将备就之猪头放入锅中,加汤煮之。煮熟后,用铁铲捞起,放入他器中,再将所调之粉搅入猪头汤中,更将肉丁、冬笋、丁香料等,使成糊状,然后盛之以碗盏,合家团聚而食,其味异常鲜美。又将煮熟之猪头切成薄片,和年汤同食,亦鲜美可口。有时以之资送亲友族邻,无不欢迎者。吃年汤时,愈吃得多愈好。故四碗五碗,亦不嫌其多。"

春节这一天大家起得很早,举行完贺年礼后,全家人进食子糕、裹粽、鸡蛋等茶点。吃完早饭,由家长率领大家出门向较亲近的族戚等拜年。贺年者来家后,受贺者应用点心招待,带儿童来者,还要给之以糕果。贺年并不仅仅限于正月初一,之后数日皆可补贺,在婺源即有"拜年拜到三月三"的俗谚。除春节外,元宵、清明、端午、中秋等传统节日,以及每家每户婚娶、建房、寿诞等吉庆日子,徽州人的饮食习俗也是丰富多彩,别有一番风味。

四、徽菜

"徽菜"，即以徽州地区为中心所形成的徽州菜肴的简称，为我国八大菜系之一。

（一）徽菜的形成

徽菜的产生和形成历史十分悠久，据史料记载，南宋高宗赵构皇帝曾向学士汪藻问及歙县风味，汪藻以梅尧臣诗答之曰："沙地马蹄鳖，雪天牛尾狸。"可见，徽菜中的沙地马蹄鳖与雪天牛尾狸即已声名远播。马蹄鳖是一种生长在山涧清水沙滩中的甲鱼，腹色青白，柔嫩胶浓，无泥腥味，大小似马蹄。牛尾狸即果子狸，盛产于徽州山区，肉质鲜嫩，营养价值极高。此外，徽州还盛产山笋、香菇、木耳、山鸡、石鸡、斑鸠、野狼、野兔、鳜鱼、青鱼等山珍野味，这些都为徽菜提供了丰富的食材原料。

徽菜的形成和发展与徽商密不可分。明代中叶以后，随着徽商的称雄和"无徽不成镇"格局的出现，徽州的饮食风尚逐渐影响到徽商所在地区的饮食习俗，如淮扬菜即深受徽商饮食习俗的影响。此外，徽商中还有不少人以经营徽菜馆为生。明清至民国时期，徽菜馆遍及上海、杭州、苏州、南京、扬州、汉口、芜湖等地。如光绪十一年（1885），绩溪上庄胡善增在上海小东门集资开设的大铺楼生意十分兴隆，主打菜有方块肉、仔鸡、鳜鱼、火龙锅等，并很快增开"东大铺楼"和"南大铺楼"两家分店。其他徽菜馆也在上海陆续营业，最多时达130家。据曹聚仁《上海春秋》记载："本来独霸上海吃食业的，既不是北方馆，也不是苏锡馆子，更不是四川馆子，而是徽菜馆子，人们且看近百年笔记小说，就会明白长江流域的市场，包括苏、杭、扬、宁、汉、赣在内，茶叶、漆、典当，都是徽州人天下，所谓徽州人识宝，因此，饮食买卖，也是徽馆独霸天下。"

徽菜由徽商从徽州带到全国各地，促进了徽菜同全国各地菜系的交流。长期以来，在徽派烹饪大师的兼收并蓄与开拓创新下，徽菜逐渐形成自己独特的风味，并自成体系，在我国烹饪百花园中独树一帜。

（二）徽菜的烹饪特点

徽菜主要以徽州山区盛产的山珍野味为主料和配料，擅长烧、炖、炒、熘、焖、炸、蒸、煮等烹饪方法，喜用冰糖提鲜，火腿佐味，从而形成一种极具地方特色的名菜谱系。

徽菜的总体特征是"三重"，即重油、重色、重火功。徽州是重要的产茶区，居民喜常年饮茶，且饮用的山泉水含矿物质较高，油脂可以减轻其碱性，故而宴席菜重油。重色主要是因为徽菜多用酱油。徽州地处山区，居住分散，没有北方"赶集"习惯，烧菜时多用自晒的豆麦酱油。如屯溪程德馨酱园，以"三伏酱油"闻名。所谓"三伏"，是指制成这种酱油需要经过三个伏天，头年做酱，第二年出酱油，第三年将半成品在伏天烈日下暴晒，并经过夜露滋润，这样制成的酱油，色泽深红。徽菜中加入这种酱油，色重味浓，令食者胃口大开。为保持菜肴的原汁原味和营养，徽菜继承"熟物之法，最重火功"的传统，特别注重对火候的运用。徽厨们还在长期的烹饪实践中，精心研究和创造了多种控制火候的技巧，或旺火急烧，或小火慢炖，或微火浸卤，或用木炭小炉单炖单熇，或几种不同的火候交替运用，比较有名的有"熏中淋水""烤中涂料""中途焖火"等。因为火功到家，既保持了菜肴的原汁原味，又使菜肴更加鲜美。

第二节　居住习俗

"青山云外深，白屋烟中出。双溪左右环，群木高下密。曲径弯如弓，连墙若比栉。自入桃源来，墟落此第一。"清代尚书、徽州人曹文埴在其诗《西递》中向人们展示了一幅宛然天成的古徽州村落画卷，同时也彰显了徽州人"天人合一"的精神追求。徽州地处山区，其居住民俗与中原地区差异显著。

一、村落习俗

徽州为山岗丘陵地貌，溪流水塘遍布，村落民居建筑的选址和设计大都以天然山水为依托，注重整体规划，选址巧妙，呈现出背山面水的布局与结构。同时，村落的选址和布局还十分注重寻求人与自然和谐相处的精神理念，并逐渐形成一些地域色彩浓郁的民俗。

清代姚延銮在《阳宅集成·基形》中，为村落基址选择定下了以下的基本原则。

<blockquote>
阳宅须教择地形，背山面水称人心。
山有来龙昂秀发，水须围抱作环形。
明堂宽大斯为福，水口收藏积万金。
关煞二方无障碍，光明正大旺门庭。
</blockquote>

枕山、环水、面屏，有河流或溪水从村基前湍湍流过，似金带环抱，是阳基的理想模式。清乾隆年间修纂的歙县《江氏义门世谱·东岸家谱序》记载："自古贤人之迁，必相其阴阳向背，察其山川形势。"徽州村落选址多借助山水格局，处于山环水抱的中央，地势平坦之地。把房屋建在河流的北面，山坡的南面，使住宅可接纳更多的阳光，躲避凛冽的寒风，防止洪水的侵袭，便于引水灌溉庄稼，这便是徽人通常所说的"傍水结村，依山造屋"。按照"左青龙，右白虎，前朱雀，后玄武"的理想格局，地势更好的村庄左右还有山丘围护，不仅可以调节风向、风力与温度、湿度，形成温和的小气候，还使村落易守难攻，更好地防御外敌入侵。被列入世界文化遗产的黟县宏村就是这样一个"风水宝地"，北负雷岗山，南抱羊栈河，东、西有东山与石鼓山，地理环境可谓"得天独厚"。明永乐年间，何可达走遍宏村周边的远山近川，反复审视山脉河流的走向与形势，认定宏村为一卧牛形。在其指点下，宏村人将仿生学引入村落的总体规划，将宏村改造成了牛形村落，即以巍峨苍翠的雷岗山为牛头，村中两棵参天古树为牛角，错落有致的古民居群宛如庞大的牛身，绕村溪河上架起的四座桥梁为牛腿，以村西北吉阳河为水源开凿的流经家家户户门前的千余米水圳，九曲十八弯，酷似牛肠，傍村中央的天然泉眼扩掘成的半月形池塘"月沼"为牛胃。明万历年间，汪氏宗族根据牛有两个胃才能"反刍"的说法，将村南百亩良田开掘成"南湖"作为牛胃。从堪舆学角度看，月沼塘作为"内阳水"，南湖作为"外阳水"与之相合。至此，历经130余年的"牛形村落"跃然而出。这种别出心裁的科学的村落水系设计，不仅解决了宏村居民的生产、生活、消防用水之需，还兼具排水、泄洪、调节气温、美化环境的功能，创造了一种"浣汲未妨溪路边，家家门前有清泉"的良好环境。

徽州还有很多村落在建造时都是按特定形状设计的，比如歙县呈坎村，按照《易经》阴阳二气统一、天人合一的八卦理论选址布局、依山傍水而建。村内古老的龙溪河宛如玉带，呈"S"形从北向南穿村而过，形成八卦阴阳鱼的分界线；村落周边矗立着八座大山，自然形成了八卦的八个方位，共同构成了天然八卦布局。《易经》中阳为"呈"，阴为"坎"，故而得名。绩溪县龙川村，村前有龙须山高大巍峨，清澈甘美的登源古溪沿村东由北蜿蜒而南穿村而过，俯瞰村貌状如船形，颇具龙舟出海之势，堪称风水宝地。黟县西递村，在布局上亦呈舟船形，鳞次栉比的连片古民居犹如大船的一间间船舱，村头的牌坊与参天古树宛如桅杆与风帆，四周连绵起伏的山峦好似滚滚波涛，在附近农田、湖田的簇拥下，远望仿佛一艘巨轮停泊在平静的港湾。绩溪县石家村，形如棋盘，又名棋盘村，由北宋开国功臣石守信后代所建。整个村庄面北背南，背山面水，所有房门皆面向北方，表达了石氏家族不忘甘肃武威祖先之意。由于石守信和宋太祖赵匡胤常相对弈，后人在建村时就以房屋、街巷、水塘、小溪为元素组成纵横有序、整齐方正的棋盘式村庄，《石氏宗谱》告诫后人："村如棋盘，建房屋不得阻塞街道。"村首水口有两座石山相对峙，宛若狮象把门。村子正中的石氏宗祠象征帅府，祠前有半亩方塘，水清如镜，象征着石氏祖先的清正廉明。村子以祠堂、水塘为中轴线，设计了三横五纵、均等对称、纵横交错、路路相通的街巷，犹如棋盘格局。村前十里桃花溪，象征棋盘上的楚河汉界。

在过去，除了对自然环境进行积极选择而形成的村落外，也有不少村落是被动选择的结果，即由庐墓而形成。在宗法制度浓厚、孝道盛行的徽州，恪守孝行的后代子孙在祖先墓地旁建宅，逐渐发展为村落。"庐墓成村"是徽州村落选址的重要方式之一，也是宗族制度与风水理念共同作用的结果。据歙县《昌溪太湖吴氏宗谱》记载："吾家宗派始自歙西溪南，自宋时，由九祖一之公者卜有吉地歙南太湖畔安葬，十世祖愿玉公，结庐守墓，终不忍去，迁居是焉……居岁余，视其地平夷，草木丛茂，前拥太峰峦，后列西山屏障……山水回环，左右拱卫，且羡产肥而价易，可以兴家，及时而出货，可以生殖，遂构宅而居焉。"歙县昌溪太湖吴氏，因宋时九世祖一之公在歙南太湖之畔卜有吉地，并安葬在了那里。吴氏后人结庐守墓，终不忍去，逐渐使昌溪发展成为"歙南第一村"。另如歙县潭渡村亦由庐墓而成，据《潭渡黄氏族谱》记载，黄氏"子孙世家黄墩，至唐神龙间，我祖璋公迁居黄屯，公之曾孙芮公庐父墓潭渡之北，迄今为潭渡黄氏"。婺源理坑村也是由庐墓而成，在布局上，整个村落立于祖坟的龙脉之上，建筑也与祖坟同一朝向。还有一些规模较小的村子，因佃户看守坟墓而起。在徽州，大姓为村，小姓为庄，故而这类村子就称作茔庄或庄。潭渡的守坟庄，即是"于山之西建屋八楹，以左三楹居守墓者二家，以右五楹为堂"而逐渐形成。

在徽州，山石草木都与人的命运息息相关，不可妄动。徽州许多家法族规中都有禁止私伐树木的条文，因为树木可以保全一个村庄的生气，而"气"的聚散决定着一个村庄与家族的兴亡荣衰，这一点在有着中国民间园林之称的徽州村落水口表现得最为突出。所谓水口，即徽州村落的公共绿地，是古徽州村落建设中的一项重要设施。在徽州，大凡百年以上的村庄，都建有经过精心规划设计的水口。人们习惯将下山、下游的方向看作村庄的入口，称之为"村脚"，水口就建在村脚附近，距离村内的屋舍数百米不等。一般来说，进入水口，就是进入了该村的地界了。在徽州民众的理念中，水就是财富，"水口"尤其是水的流出之处，决定着一个村落的兴亡盛衰，故而许多徽州宗族往往在水口处建造桥、台、楼、塔、堤、塘等标志性建筑，以锁住水口。如在素有"水口园林"之称的歙县唐模，筠谷与陈村二溪在村西汇聚，合为檀干，穿村而过。清初许氏富商为愉悦老母，在村西水口处仿照杭州西湖建"檀干园"，园中不仅建有蜈蚣桥、响松亭、灵官桥、玉带桥等，还建有三潭印月、湖心亭和白堤等胜景，故有"小西湖"的美称。这些水口设施，在表达象征意义的同时，也美化了徽州人的居住环境，培养了徽州人幽雅的审美情趣。

二、民居习俗

住宅是村落最主要的构成元素。徽州地处山区，受独特的地理环境、文化理念和审美倾向等诸多因素的影响，在民居建筑上有着独特的风俗，呈现出鲜明的地域特色。

选择合适的宅基是住宅建造的第一步工作。在古徽州，人们对住宅的选址问题十分重视，因为在其心目中，住宅风水的好坏与家族的兴旺与否密切相关。宋明以来，徽州人建房首先邀请风水先生选择宅基地。住宅选址确定后，接着决定住宅的朝向。"凡造屋，必先看方向之利不利。"徽人造屋，即使是在极为不利的条件下，宅基的主体也必须面朝吉方，而主体的朝向又体现在大门的朝向上。在徽州，历来有"宁为人立千坟，不为人安一门"的说法，门在这里有着特殊的象征意义。按习俗，徽州民居的大门一般都开在宅前，或位于中轴线或偏于左侧，但并非朝南，而是朝着东、西、北三个方向，如歙县呈坎村民居大门一律开在东面，休宁县茗洲村民居大门一律开在北面。偶尔受地基限制，不得不面南而开时，也要设法偏一点，宁可开成一道斜门。在古代，宫殿、庙宇的大门都朝正南，帝王的座位也是坐北朝南，形成了"南面称尊"的理念。为了避讳，徽州民居的大门都不朝向正南。更重要的是，徽人以经商致富，而从汉代起，中国就流行"商家门不宜南向"的说法。因为"商"属金，南方属火，火克金，所以门朝南开不吉利。尽管这一说法早在东汉时就遭到了著名思想家王充的批判，但在笃信堪舆风水的古徽州，关于住宅大门朝向的禁忌，作为一种居住习俗被传承下来。然而，受宅基地形地势的限制，徽州民居有不少门的朝向无法向吉，于是出现了趋吉避凶的假门、斜门以及设而不开的样门，如黟县西递胡氏宗祠后壁一门即是设而不开的样门。

此外，在长期的生活实践中，徽州人在建造房屋过程中形成了一整套完整的习俗与仪式。首先是选择良辰吉日开工。从《鲁班经》《黄帝宅经》开始，有关住宅营建破土、动工、上梁、覆顶等一系列仪式，都要求选择良辰吉日。每年的一至十二月，每月都有房屋动土、开工吉凶与否的记载。徽州各地受地理条件的限制，房屋开工的良辰吉日并不完全一致，但一致恪守的原则就是不能触犯太岁，决不能在太岁头上动土。房屋开工后，邻里亲朋出人、出钱、出物、出力，齐心协助宅主建房，彰显了徽州人邻里亲朋团结互助的雅风美俗。至上梁、竖柱阶段，意味着房屋已完成大半工程。如前所述，上梁、竖柱也要请风水先生选择良辰吉日。届吉日，宅主人遍发请帖，邀请亲朋好友前来祝贺，并以丰盛的酒菜宴请宾客。屋架中有根正梁非常讲究，砍伐时，拴绳牵挂，并用木马承托，不能落地。上梁时，披红挂彩的正梁两端插着金花，架在木马上，切忌人从梁上跨过。屋架前摆放着猪头、鱼、鸡和其他贡品，并点燃一对蜡烛，由房主上香祭梁。然后，木匠撒着五供谷，口念赞词，手提酒壶，四方祭灵。赞梁仪式结束，撤去供品，在鞭炮声中上梁。正梁入榫安装时，必须用一对八角木槌敲打，而不能用铁斧，取的是八（发）谐音，以求发家致富。上梁结束，一人站在高高的屋架上向下面欢庆的人群抛洒糖果、木槌，表示"高发"。这一天，新房的照壁枋柱上贴满用红纸黑字或金字书写的"紫微高照""吉星高照"等祝贺吉祥发达字样的楹联，用以表达美好祝福与祈愿。徽州人在建房过程中，如遇风水或习俗中的某些禁忌，通常采取符镇的形式予以禳除。关于符镇方法，在历史上徽州广为使用的《阳宅十书》中，根据房屋吉凶情况列了近150种符镇之法。此外，徽州民间还使用某些具有装饰性的图案、雕刻和彩绘等作为符镇，用以趋吉避凶，如鱼（余）、蝙蝠（福）、鹿（禄）、龟鹤（寿）、荷（平安）、云（祥瑞）、竹（君子）等吉祥图案常被广泛运用，即蕴含着徽州人所祈盼的美好愿望，同时还具有美饰功能，体现了宅主人的高雅与富贵。

徽州人在村落与民居住宅的选址与营造方面特别注重人与自然特别是与周边环境的和谐统一，这种"天人合一"的精神追求为其营造出了依山傍水、秀美宜人的居住空间。

三、居室习俗

在古徽州，居室内的装饰布置与家具设施等也颇具地域特色。明初徽州民居建筑较为朴实无华，明代中后期，随着徽商的崛起，徽派民居建筑及其内部装饰日趋繁复奢华。梁托、爪柱、叉手、雀替、斜撑、天井、栏杆、照壁、漏窗等，大都精雕细琢，饰以精美的花纹、线脚、神仙、人物、飞禽、走兽等，富丽生动。此外，不少古民居室内厅堂的木柱上，还雕有体现徽州人思想与价值观念的楹联，展现了主人的身份与文化修养。如西递笃敬堂楹联"读书好营商好效好便好，创业难守成难知难不难"，不仅传递了徽州人务实、讲求成效的择业理念，还告诫子孙要知难战难敢于拼搏。黟县西递惇仁堂的厅堂中雕有"几百年人家无非积善，第一等好事只是读书"的金字楹联，反映了房主人的人生感悟与价值观念。甘棠镇崔氏宗祠楹联"欲享福却无福，无福享福真无福；肯吃苦便不苦，不苦吃苦永不苦"，警示子孙要想享福得先吃苦。其他类如宏村承志堂楹联"二字箴言惟勤惟俭；两条正路曰耕曰读"，西递桃花源里人家楹联"清以自修，诚以自勉；敬而不怠，盈而不溢"，歙县徽城镇许氏宗祠楹联"祖德宗功垂福泽，诗书礼乐振家声"等等，无不映射着徽州人的价值取向与职业理念。这些悬挂于徽州古民居门堂的楹联文字，文化内涵丰富，反映了徽州人的物质生活与精神理念，是徽州民俗的一个重要组成部分。

徽州古民居室内的家具，通常少不了八仙桌、厢椅桌（又称压画桌）、罗汉椅和茶几等。徽州人往往在正堂太师壁前长条案桌上，东侧摆放一只插花瓶，西侧摆放一面屏风镜，中间摆一只自鸣钟，自鸣钟两侧各放一只瓷帽筒，以谐音寓意终（钟）生（声）平（瓶）静（镜）。这是徽州人一种心态的反映，更是徽商文化的典型显现，祈愿家人一生平静安宁。房间内的常用家具，夫妻共用的有幔帐床、夫妻椅、橱桌、衣柜、衣箱、二屉肚桌等。家中女性使用的有脚盆、针线盘、梳妆台、梳妆盒等。此外，还有盆架、竹椅、竹床、方凳、藤椅等。

总之，徽州人居住的村落和民居特别注重人与自然的和谐，居室内的装饰与家具等布置也都尽显地域特色。徽州人在这山水环绕的画里乡村与粉墙黛瓦的民居中，世世代代过着一种聚族而居的宁静生活。

第三节 家庭与宗族民俗

家是最小国，国是千万家。家庭是社会的细胞，是最小的社会组织，是社会的基石。树大分支，宗族则是家庭的扩大化，是由若干个出自同一男性祖先的家庭组成。休宁学者赵吉士在《寄园寄所寄》中称："新安有数种风俗胜于他邑：千年之家，不动一抔；千丁之族，未尝散处；千载谱系，丝毫不紊"。其所表达的徽州社会的高度宗族化与组织化，实际上也是徽州家庭与宗族民俗的最集中体显。

一、家庭类型与结构

家庭是构成宗族的单位，它是由夫妻关系与亲子关系组成的最小社会生活共同体。《徽州文化》一书将徽州家庭界定为"以父系血缘关系为基础的具有独立财产权的社会基层组织"，更加强调父系血缘和财产关系在家庭中的地位和作用，凸显了以徽商而闻名的古徽州地区的家庭情况。

依据国内外有关家庭的分类，大致可将传统的徽州家庭分为主干家庭、核心家庭、残缺家庭和累世同居的联结家庭等几个类型。其中，受封建宗法观念的影响，累世同居共食的联结型大家庭，一直是封建统治者倡导的典范。如南朝时期，歙县人鲍安国一门即是"富甲一方，田置六邑，宗族三百余口同爨"的大家庭。北宋真宗时期，婺源汪廷美"聚众数百口，旦暮食必同席"；宋仁宗时期婺源王德聪"一家五千指，同居七十余年"。明代歙县程相"数百余指同爨"。然而，明中叶以后，由于徽商大量外出，兄弟父子等家庭成员在经商和财产方面产生纠纷矛盾，大家庭的共产逐渐被小家庭的析产所取代，这种累世同居共食的联结型大家庭正在日益减少。至清末，在民风一向淳朴的绩溪，由于家庭成员之间的分歧矛盾，"析产者十之八九，共产者不过百分之二三……然兄弟叔侄之析产者，商铺仍合赀。不肖者彼此妒忌，大都貌合神离。"从整体上看，主干家庭与核心家庭是徽州家庭的主体类型。

在历史上徽州家庭成员中，家长作为一家之长，不仅掌管着整个家庭的田宅、财物，还掌控着家庭成员的日常行为。在"父母之命，媒妁之言"的家长制社会，儿女的婚姻大事通常由家长作主。当然，作为一家之主，也倍感治家的不易。祁门程氏家族《窦山公家议》记载："家国一理，齐治一机，况国易而家难，家之齐者尤难乎。"为使家庭保持稳定，维护家长的权威尤为重要。为此，程氏家族要求所有家庭成员"凡事属兴废大节，管理者俱要告各房家长，集家众，商榷干办。如有徇己见执拗误事者，家长家众指实纠正，令其即行改过。如能奉公守正者，家长核实奖劝，家众毋许妄以爱憎参之，以昧贤否"。家长对内管理家庭成员的生产生活秩序，维系家庭成员之间的和睦相处；对外处理日常事务与邻里之间的纠纷，承担国家的赋税和差役。家庭成员以及寄养在本家的佃仆等，一律在家长的统一管理下，按尊卑长幼的等级秩序行事。

子女是家庭中的主要成员，家长有教育未成年子女为人处世、成长成才的责任与义务。徽州《平阳汪氏族谱·家规》告诫家长，对子孙从小就要严厉管教："小成若天性，习惯如自然。身为祖父，不能教训子孙，贻他日门户之玷，岂是小事？但培养德性，当在少年时。平居无事，讲明孝悌、忠信、礼义、廉耻的道理，使他闻善言又戒放言、戒胡行、戒交匪类，无使体披绸绢、口厌膏粱。其有天性明敏者，令从良师习学。不然，令稍读书，计力耕田亩，毋误终身可也。"家长不仅要培养子孙的德性，还要根据其自身情况，为其规划出一条合适的谋生之道。对待家中老人要孝行，让其颐养天年。此外，在长幼关系的处理上，徽州人尤其强调"卑幼不得抵抗尊长，其有出言不逊、制行悖戾者，姑诲之，诲之不悛，则众叱之。"

二、宗族组织结构

据《中国古代的宗族与祠堂》一书释义，"宗族是由男性血缘关系的各个家庭，在宗法观念的规范下组成的社会群体"。宗族作为一种以父系血缘关系为纽带的社会人群共同体，通常上自高祖、下至玄孙，即高祖、曾祖、祖父、父亲、己身、子、孙、曾孙、玄孙，共计九代，即通常所说的"九族"。徽州宗族主要有两个来源，一个是土著居民山越人，一个是外来居民"中原衣冠"。据历史文献记载，徽州地区世家大族的始迁祖绝大多数都是"中原衣冠"。至唐宋时期，徽州已成为一个典型的宗族区域社会。据《徽州府志·风俗》记载："家多故旧，自唐宋来，数百年世系比比皆是。重宗义，讲世好，上下六亲之施，村落家构祠宇，岁时俎豆其间。"明清时期，徽州宗族得到繁荣发展。清初休宁学者赵吉士在《寄园寄所寄》中称："新安各姓，聚族而居，绝无一杂姓搀入者，其风最为近古。出入齿让，姓各有宗祠统之，岁时伏腊，一姓村中千丁皆集，祭用文公家礼，彬彬合度。"

徽州宗族组织结构大致可分为家庭、房派、宗族三个层次。其中，房派介于家庭和宗族之间，其多变性与复杂性使得宗族内部组织结构呈现出多元性的特征。从房发生的社会学意义上看，相对于同一父系之下分析独立的诸子均称为房，即基础房。基础房的产生源于宗族内部繁衍而导致的分家析产，即分房。随着世系的不断繁衍，基础房不断连属逐渐形成扩展房，这种房也称为联房。明清时期，徽州宗族内部的组织结构大致可分为以下几种类型或模式，即一般宗族：宗族—房派—家庭；大宗族：宗族—房派—支派—家庭；联宗宗族：始居地宗族—迁徙地宗族—房派—支派—家庭。

明清时期，徽州宗族内部的成员结构主要有以族长、房长、家长等为代表的宗族领导层，以祠首、值年等为代表的宗族执事阶层，占人口绝大多数的普通族众阶层，以佃仆为代表的宗族贱民阶层等四个阶层组成。其中，族长是由族众推选出来的宗族中辈分较尊、处事公正的一族负责人，拥有对全族事务的处置权与决定权，一些地方亦称为"户长""族正""宗正"等。族长之下为各房房长或家长，一般代表本房协助族长处理重大事务。宗族领导层是宗族内部的控制者、管理者阶层，在族内拥有较高的社会地位。执事人员阶层是在宗族领导层之下设立的、对族内各种纷繁复杂的事务进行分类或分项管理与控制的人群。普通族众是宗族中的主体，占族内人口的绝大多数，包括除宗族领导层、执事阶层之外的拥有本族血缘关系的全体男性成员、未嫁女子，以及不拥有本族血缘关系但拥有族籍、由外族嫁入的女性成员。族众拥有参加宗族祭祀等活动的权利和遵守族规的义务，享受宗族的赈济、教育与保护。对于不守族规家法的族众，轻则警告惩治，重则消除族籍。以佃仆为代表的宗族贱民阶层，处于徽州宗族结构的最底层。他们是徽州境内长期存在的佃仆制的产物，在法律和经济地位上，与其他宗族成员拥有较强的人身依附关系，是族内地位最低、受到控制最严厉的阶层。由上可见，在明清徽州各宗族内部，形成了一张严密的控制网络，宗族中的每一位成员都处于这张网络的一个节点上，并被区分为尊卑有序的不同等级与层次。可以说，层级控制是明清时期徽州宗族内部控制结构的主要特征。

三、生活行为规范

在长期的生活实践中，徽州各大宗族逐渐形成了一系列规范族众生活行为的规条，并将其写进族规家法。这种以民间习惯法形式呈现的规条，是徽州宗族履行族权的集中体现，对宗族成员具有极强的约束力，有效规范与控制了宗族内部的社会秩序。

1. 职业选择　在职业选择上，徽州宗族要求子弟从事士农工商正业。歙县许氏宗族在《重修古歙城东许氏宗谱》各治生业条记载："生业者，民所赖以常生之业也。《书》之所谓'厚生'，文正之所谓'治生'，其事非一，而所以居其业者有四，固贵乎专，尤贵乎精，惟专而精，生道植矣。士而读，期于有成，农而耕，期于有秋，工执艺，期于必售，商通货财，期于多获。此四民之业，各宜治之以生者也。上而赋于公，退而恤其私，夫是之谓良民。出乎四民之外而荡以嬉者，非良民也，宜加戒谕。"该家规首先对何为生业、生业范畴进行说明，要求他们的子弟治业要专且精，并强调只有从事四民之业才是"良民"，否则宜加戒谕。在徽州宗族看来，士农工商虽不同，但均为正业，均为成家、兴家之道，这也是徽州士农工商统筹发展、取得较大成就的重要原因之一。明清时期，徽州宗族还强调学医是徽州人业儒不成、除经商之外的又一重要职业选择。同治《祁门县志·方伎》记载，祁门百姓"惟学儒不成弃去辄学医，故载歧黄家十人，他未及焉。"受此职业观影响，徽州人"能士则士，次则医，次则农、工、商、贾，各惟其力与时"。

2. 勤俭节约　勤俭是儒家大力提倡的生活准则。对于高度重视儒家思想教育的徽州人来讲，勤俭是治生的根本，因此他们将勤俭持家作为传统美德，以族规家法的形式反复向子弟强调勤俭的意义，并作出相应规定。如绩溪《华阳邵氏宗谱·家规》节俭条告诫子弟："财者难聚而易散也，故一朝而可以散数世之储。苟服饰而工丽都，燕会而极鲜浓，物力无由取给，乃倾囊倒廪，以希观美，而不知有穷之积，难应无穷之费也……吾宗子弟当崇俭。"祁门《张氏统宗世谱》卷三《张元涣传》记载："唯勤唯俭，是勉是师。"歙县金山洪氏宗族《家训》规定："古言勤能致丰，俭能养德。盖业专于勤，荒于怠，穷奢极欲，则家声坠焉。今为族人劝，毋怠荒游，毋好骄奢；凡属四民，俱宜孜孜汲汲，惟恒产是务，此敦本崇实之良谋也"。徽州人还将节俭作为理财之道，写入族规家法。婺源《武口王氏统宗世谱·王氏家范十条》节财用条记载："理财之道，入之无数，不如出之有节。苟能节用，则所入虽少，亦自不至空乏。尝见世之好华靡而不质实者，鲜有不坏事。彼光武以帝王之家，而犹戒公主勿用翠羽。子弟辈须知渐不可长，凡土木之事，不得已而后作；服饰之类，只宜以布为美；妇人首饰，不必华丽。能如此，则是守富之道。"王氏家族向子孙讲明"入之无数，不如出之有节"的理财之道，要求他们不要大兴土木、追求华丽的服饰。勤俭一旦成为生活习惯，就会按照这样的信条治生与经商。考察徽商的发家史，大都拥有勤俭美德。歙县棠樾盐商鲍志道可谓拥资巨万，富甲一方，他不仅自己勤俭，靠勤俭起家，在其发家致富后，仍要求家人"以俭相戒"，妻子儿女亲自操劳洒扫之事，门前不容车马，家中不演戏剧，宅中不留"淫巧奢侈之客"。在其身体力行的大力倡导之下，扬州奢靡之风因之大变。"男也勤，女也勤，过好生活不求人；男也懒，女也懒，饿得只好翻白眼"。《歙县志》记载的这条徽州谚语告诉子孙勤能致富、懒则没饭吃的道理。

3. 扶弱济困　为了维系宗族稳定，徽州宗族十分重视对鳏寡孤独与贫困族人的救济，几乎所有族规家法都有这方面的规定。如歙县许氏家庭《重修古歙城东许氏世谱》抚孤恤寡条规定："凡遇孤儿寡妇，恩以抚之，厚以恤之，扶持培植，保全爱护，期于树立，勿致失所；为之婚嫁，为之表彰，伯步懿亲不得而辞其责也。"徽州宗族认为，作为同族人，抚孤恤寡是其义不容辞的责任。绩溪《华阳邵氏宗谱》卷首《新增祠规》恤族条规定："族由一本而分，彼贫即吾贫。苟托祖宗之荫而富贵，正宜推祖宗之心以覆庇之，使无所失，此仁人君子之用心也。若自矜富贵，坐视族人贫困，听其鬻妻质子而为人仆妾，以耻先人，是奚翅贫贱羞哉？即富贵亦与有责也。"徽州宗族不仅要求富贵者要对贫困族人进行救济，凡遇灾患，亦应慷慨解囊。雍正《扬州府志·风俗》记载，淮扬一带徽商"高资之室，取多用弘，有慷慨扶济之心，无悭啬纤鄙之态，一旦水旱兴作，民命利害所系，能用其有余以次（资）助公家之急。"对于宗族成员的"义行"，徽州宗族还以多种形式予以表彰。休宁《商山吴氏宗法规条》规定："凡有孝子顺孙、义夫节妇、名宦功德及尚义为善者，宗正、副约会族众，告祠，动支银一两，备办花红鼓乐，行奖劝礼，即题名于祠。"歙县《重修古歙城东许氏世谱·许氏家规》表彰节义条规定："节义者，天地之正气，士人之德行，非所望于妇人女子者也……吾宗以忠义传家，而立节守义者亦多。今特疏名于簿籍，第其事势之难易，列为二等，剂量胙之厚薄，每祭必颁行以分之，用示优待之意，抑亦表彰之义也。"徽州宗族不仅从物质与精神层面对族众的乐善好施进行表彰，还将其义行写入地方志与谱牒当中，予以引导激励。如民国《歙县志》共16卷，其中《人物志·义行》为1卷，共有人物传记445篇。民国《重修婺源县志》共70卷，其中《义行》多达6卷，人物传记数以千计。许多徽商因为济贫救灾，获得宗族、州县乃至朝廷的旌表，得以竖碑立传、流芳百世。

4. 和睦乡邻　徽州宗族认为，邻里乡党之间应以和睦为贵，不得动辄置气，挑起纠纷事端。黟县《环山余氏宗谱·家规》规定："邻里乡党，贵尚和睦，不可恃挟尚气，以启衅端。如或事尚辩疑，务宜揆之以理。曲果在己，即便谢过；如果彼曲，亦当以理谕之。彼若强肆不服，事在得已，亦当容忍；其不得已，听判于官。毋得辄逞血气，怒詈斗殴，以伤和气。违者议罚。"宗族邻里不和械斗，不利于宗族的和谐相处与兴旺繁荣。婺源济阳江氏宗族曾遇到乡党不和、富家豪强恃强凌弱、乡里无赖蛮横生事等问题。于是，江氏宗族制定《江氏家训》，一方面通过明文规定，推进邻里乡党"一体向化"；另一方面，通过"以德化人"以及修桥路、义仓、义冢等义行，调整乡党邻里之间的关系，促进家风、民风、世风向好。明清时期徽州宗族与人为善、以邻为友、宽以待人、既往不咎的睦邻价值观的践行，促进了邻里乡党之间的和睦相处，从而营造出了祁门《锦营郑氏宗谱·祖训》记载的邻里之间"出入相友、守望相助、疾病相扶持、患难相恤"的良好氛围与社会风尚。

5. 尊敬老人　尊敬老人是中华民族的传统美德。在恪守孝行、孝道文化浓郁的古徽州，尊敬耆老作为行为规范写入族规家法。对于老人，徽州宗族给予各种优待。绩溪《明经胡氏龙井派祠规》敬耆老条规定："一敬耆老，年之贵乎，天下久矣。朝廷尚有敬老之礼，乡里可无尚齿之风？今酌立定制，年登七十者，春冬二季，颁其寿胙；八十以上，渐次加倍。其式详载规例谱。且筋力就衰，举动艰难，若入祠拜祖，初祭时四拜跪毕，退坐西塾，值事仆奉茶水以安之，敬耆老也。"胡氏宗族每年春冬季节都给70岁以上的老年人发放猪肉"寿胙"，祭祖时，仅在初祭时四拜，即可退坐西塾饮茶休息。休宁宣仁王氏宗族《宗规》宗族当睦条规定："尝谓睦族之要有三，曰尊尊、曰老老、曰贤贤。名分属尊行者，尊也，则恭顺退逊，不敢触犯。分属虽卑，而齿迈众，老也，则扶持保护，事以高年之礼。"王氏宗族对于年老族人事以"高年之礼"。在徽州，祠堂祭祖是宗族最隆重的大典，祭祖毕，即散胙、散福，将祭肉分给参加祭祖的支丁。由于每个宗族的经济状况与祠堂收入不同，散胙数量虽多少不等，但都对高龄支丁予以优待。如绩溪城西周氏宗族《办祭颁胙例》规定：与祭支丁，15至59岁给包胙1对，猪肉半斤；60岁给包胙2对，外散福；70岁给包胙3对，猪羊胙1斤，外散福（不与祭者亦给）；80岁者送包胙4对，猪羊胙2斤，外散福；90岁者送包胙5对，猪羊胙4斤，外散福；百岁老人鼓乐送包胙20对，猪羊胙各8斤，散福棹盒1席。

6. 禁止闲游 游手好闲，不仅易生事端，还有损家风。因此，在徽州宗族族规家法中，大都有禁止并严惩游手好闲子弟的规条。如《歙西岩镇百忍程氏本宗信谱》族约篇记载："上之读书为上，下之力田为农，至于为工为商，守分安生，何所不可？乃有不务生业、游手好闲、赌博骗财、诱人为非者，真盛世之敝民，乡族之巨蠹也。"程氏宗族要求子弟安分守己，务正业，不得游手好闲，干赌博骗财之类的行当。黟县环山余氏宗族《余氏家规》禁游侠条记载："近于闲游子弟，假称豪侠，或于衙门内外、街头巷口，遇事生风，以讥谈拳勇为酒食之谋……构祸滋衅，损坏家声，莫此为签。我族子弟，如有前项行为，家长、家督即宜呼来面斥，痛惩其非。如刚狠不驯，众共鸣公重处，以防效尤。"余氏家族严厉要求子弟不得在衙门内外、街头巷口等地搬弄是非，否则受到严惩。休宁《商山吴氏宗法规条》规定："族中或有一等棍徒，名为轿扛，引诱各家骄纵败子，酗酒、习优、宿娼、赌博，不顾俯仰，必致倾家破产丧身而后已。此等恶俗，尤为可恨。宗正、副约会族长，呈官惩治。"该家训一方面告诫子孙不务正业、游手好闲的危害，一方面将有此类行为的子孙交予官府惩治。在族规家法的严格规训下，徽州人大多能务正业，游手好闲者极少。据《沙溪集略》记载，清乾隆中叶以前，歙县沙溪人"大半安于农业，习儒习贾，各有正务，而游手者寡。"

7. 禁止赌博 赌博不仅影响个人的身心健康，严重者还能导致倾家荡产，家庭破裂，有的甚至因绝望而走上犯罪道路。明朝中后期，徽州赌博之风日盛，据《歙纪》记载，歙县"赌风日炽，亡赖恶棍串党置立骰筹马局，诱人子弟，倾家荡产，甚有沦为奸盗，而犯者比比。"针对日益严重的赌博问题，明清徽州宗族将禁止赌博、对参赌族人予以严惩写进族规家法，以整肃风气，控制赌博活动蔓延。歙县金山洪氏宗族《家训》禁赌博条规定："赌博一事，更关风化。素封子弟，忘其祖、父创业之艰，挥金如土，狼藉者饵诱，呼红喝绿，一掷千金，迷不知悟，及至倾家荡产，无聊底止，方知怨恨，殊不思不能谨于始，事后悔前非，其能济乎？犯此者，众共击之。"洪氏宗族在细述赌博的严重危害后，提出对参与赌博者"众共击之"。徽州宗族对赌博深恶痛绝，为使沉溺于赌博者弃恶从善，徽州宗族对其痛加戒治，毫不姑息。清乾隆歙县东门许氏家族《许氏家规》游戏赌博条规定："构徒聚党，登场赌博，坏人子弟，而亦自坏其心术，破毁家产，荡析门户。若此之流，沉溺既久，迷而弗悟，宜痛戒治，使其改行从善，不亦可乎？"为防患于未然，徽州宗族对于预防赌博也有明确规定。清乾隆《休宁古林黄氏重修族谱》卷首《祠规》戒赌博条要求："为父兄者宜防微杜渐以绝其源，为子孙者宜清心寡欲以端其本，庶不至堕入迷途，贻羞里闾。"为防微杜渐，以绝其源，黄氏宗族对父兄、子孙均提出了明确要求。长期以来，由于徽州宗族对禁止赌博采取的措施具体有力，取得了显著的成效。清嘉庆时期，黟县南屏叶氏家族《祖训家风》禁邪僻条记载："族中邪僻之禁至详，而所尤严者赌博。赌博之禁，业经百余年，间有犯者，宗祠内板责三十，士庶老弱，概不少贷。许有志子弟访获，祠内给奖励银二十两。恐年久禁弛，于乾隆十四年加禁，乾隆四十三年加禁，嘉庆十四年又加禁。历今恪守无违，后嗣各宜自凛。"对参赌者责罚，对举报者奖励，士庶老弱，一视同仁，奖惩结合，不断加禁，叶氏家族因此呈现长期"恪守无违"的良好状况。

8. 禁止偷盗　偷盗现象一直是古今社会难以根除的社会顽疾。偷盗行为不仅侵犯了他人财产，同时也给社会治安造成严重危害。在深受儒学浸润的古徽州，关于禁止偷盗的规定十分严格。绩溪《明经胡氏龙井派祠规》贼匪条规定："天地之间，物各有主。乃有不轨之徒，临财起意，纳履瓜田，则利生心，整冠李下，鼠窃狗偷。此等匪人，宜加惩戒。如盗瓜菜、稻草、麦秆之属，罚银五钱；盗五谷、薪木、塘鱼之属，罚银三两，入公堂演戏示禁。其穿窬夜窃者，捉获有据，即行黜革。"胡氏宗族针对不同偷盗行为给予罚款与黜革等相应惩罚。明万历《休宁范氏族谱》所载《林塘宗规》记载："奸盗，听族长、房长率子弟家法从事。"范氏家族对有盗窃行为的人，用家法惩处。清乾隆《绩溪上川明经胡氏宗谱》所载《凡例》云："若犯盗败伦并恶迹昭人耳目者，削其名。"胡氏宗族规定对犯有严重偷盗行为者，将其从族谱中除名。清光绪绩溪梁安高氏宗族在《家法》中规定："窃人物件者，其父兄随时在家自加杖责，仍令长跪服罪"，"成人以上……窃取族内物件……由分长或族长引入支祠或宗祠祖前，杖以竹板"，在"族外行窃者，逐革"。高氏家族对行窃者予以杖责、长跪、清除家族等严惩。

徽州宗族族规家法源远流长，其规条涉及人们生活行为的方方面面，除上述内容外，还包括忠、孝、节、义、礼、名分、婚丧冠祭、反对健讼械斗、禁止斗殴迷信、保护林木、重视教育、祠堂与祠祭、祖墓与墓祭、族产与田租、学校与科举、元旦团拜、元宵庆典、迎神赛会等诸多规定。这些规定对于培养族众伦理道德，规范族众生活行为，维护宗族社会秩序，巩固宗族统治，促进宗族兴旺发达发挥了重要作用。其中，许多规范至今仍具有重要的借鉴意义，值得我们学习弘扬。

思考题

1. 古徽州有哪些饮食风尚？
2. 古徽州在居住方面有哪些典型习俗？
3. 谈谈古徽州有哪些行为规范，对此你是如何评价的？

参考文献

［1］姚邦藻.徽州学概论［M］.北京:中国社会科学出版社，2003.

［2］李仲谋.徽州文化综览［M］.合肥:安徽教育出版社，2004.

［3］汪良发.徽州文化十二讲［M］.合肥:合肥工业大学出版社，2008.

［4］张海鹏,王廷元.徽商研究［M］.北京:人民出版社，2010.

［5］王振忠.徽学研究入门［M］.上海:复旦大学出版社，2011.

［6］赵焰.思想徽州［M］.合肥:安徽大学出版社，2011.

［7］卞利.明清以来徽州社会经济与文化研究［M］.合肥:安徽大学出版社，2017.

［8］王世华.徽学概论［M］.合肥:安徽人民出版社，2020.